JAMT技術教本シリーズ

検体採取者のための
ハンドブック

監修 一般社団法人 日本臨床衛生検査技師会

じほう

JAMT技術教本シリーズについて

　本シリーズは，臨床検査に携わる国家資格者が，医療現場や検査現場における標準的な必要知識をわかりやすく参照でき，実際の業務に活かせるように，との意図をもって発刊されるものです．

　今日，臨床検査技師の職能は，医学・医療の進歩に伴い高度化・専門化するだけでなく，担当すべき業務範囲の拡大により，新たな学習と習得を通じた多能化も求められています．

　"検査技師による検査技師のための実務教本"となるよう，私たちの諸先輩が検査現場で積み上げた「匠の技術・ノウハウ」と最新情報を盛り込みながら，第一線で働く臨床検査技師が中心になって編集と執筆を担当しました．

　卒前・卒後教育は言うに及ばず，職場内ローテーションにより新たな担当業務に携わる際にも，本シリーズが大きな支えとなることを願うとともに，ベテランの検査技師が後進の教育を担当する場合にも活用しやすい内容となるよう配慮しています．さらには，各種の認定制度における基礎テキストとしての役割も有しています．

一般社団法人　日本臨床衛生検査技師会

本書の内容と特徴について

　臨床検査技師が検査材料として患者から直接的に採取可能であったのは，静脈血をはじめとする採血のみでしたが，このたび鼻腔拭い液，鼻腔吸引液，表皮並びに体表および口腔の粘膜からの検体採取，鱗屑，痂皮その他の体表の付着物の採取，肛門からの糞便採取を業とすることが法改正により可能となりました．この検体採取の業務拡大を踏まえて，診断に適した材料をどの部位からも確実に採取するためには，各組織の構造を熟知し，病変のどこから検査材料を正確・安全に採取するかを習得する必要があり，また各領域に関連する感染症に対しては厳格な感染防止対策の実施が求められます．

　この業務を実施するうえで必要な知識の付与として，日本臨床衛生検査技師会が厚生労働省指定の講習会を実施しています．しかし，検査技師が実務を行うために編集された実務書は少なく，検体採取に必要な技術的要点や注意点を中心に記載した参考書が求められています．そこで今回，これらの要求内容を網羅した参考書の提供を目的にハンドブック編集に取り組みました．加えて各種の臨床検査で検査前，検査後の検査材料取り扱い等に関してもQ&A方式で解説しています．本書が，臨床検査技師に向けて開かれた新たな活躍の場で役立つものとなることを願っています．

「検体採取者のためのハンドブック」編集部会

編集委員および執筆者一覧

●編集委員

梅宮　敏文	千葉大学大学院　医学研究院　腫瘍病理学	
常名　政弘	東京大学医学部附属病院　検査部	
千葉　正志*	東京都臨床検査技師会	
松村　　充	帝京大学　医療技術学部　臨床検査学科	
横山　一紀	済生会横浜市東部病院　臨床検査部	
小郷　正則	日本臨床衛生検査技師会	
横地　常広	日本臨床衛生検査技師会	

[*は委員長]

●執筆者

赤津　義文	日立製作所日立総合病院　検査技術科
荒木　秀夫	日本大学医学部附属板橋病院　臨床検査部
安藤　　正	東京医学技術専門学校　教務課
五十嵐　敦之	NTT東日本関東病院　皮膚科
石垣　しのぶ	帝京大学医学部附属病院　中央検査部
梅宮　敏文	千葉大学大学院　医学研究院　腫瘍病理学
大滝　倫子	九段坂病院　皮膚科
大塚　喜人	亀田総合病院　臨床検査部
大西　宏明	杏林大学　医学部　臨床検査医学教室
奥田　　誠	東邦大学医療センター大森病院　輸血部
小栗　豊子	東京医療保健大学大学院　医療保健学研究科
小郷　正則	川崎医療短期大学　臨床検査科
小野寺　清隆	千葉大学医学部附属病院　病理部
神山　清志	浦和医師会メディカルセンター
佐藤　智明	東京大学医学部附属病院　感染制御部
宿谷　賢一	東京大学医学部附属病院　検査部

常名　政弘	東京大学医学部附属病院　検査部	
鈴木　幸一	帝京大学　医療技術学部　臨床検査学科	
曽根　伸治	東京大学医学部附属病院　輸血部	
竹内　美保	日本ベクトン・ディッキンソン株式会社　プレアナリティカルシステム事業部	
田中　雅美	東京大学医学部附属病院　検査部	
千葉　正志	東京都臨床検査技師会	
中澤　武司	順天堂大学医学部附属浦安病院　感染対策室	
野木　岐実子	帝京大学医学部附属病院　中央検査部	
藤田　浩	東京都立墨東病院　輸血科	
松澤　真由美	帝京大学医学部附属病院　中央検査部	
松田　圭二	帝京大学医学部附属病院　外科	
松村　充	帝京大学　医療技術学部　臨床検査学科	
三澤　慶樹	東京大学医学部附属病院　感染制御部	
村田　正太	千葉大学医学部附属病院　検査部	
安井　拓也	帝京大学医学部附属病院　耳鼻咽喉科	
山下　美香	広島赤十字・原爆病院　一般微生物検査課	
山本　徳栄	埼玉県衛生研究所　臨床微生物担当	
横地　常広	日本臨床衛生検査技師会	
横山　貴	東京女子医科大学病院　中央検査部	
渡辺　晋一	帝京大学医学部附属病院　皮膚科	

［五十音順，所属は2016年2月現在］

目　次

1章 ● 総　説 　　　　　　　　　　　　　　　　　　　1

1.1 臨床検査技師等に関する法律（臨技法）の一部改正・・・・・・2
1.2 安全管理・・・・・・5

2章 ● 鼻腔・咽頭 　　　　　　　　　　　　　　　　　9

2.1 鼻腔・咽頭の検体採取にあたって・・・・・・10
2.2 解　剖・・・・・・11
2.3 検体採取の実際・・・・・・16
2.4 検査法・・・・・・25

3章 ● 皮膚・表在組織 　　　　　　　　　　　　　　29

3.1 皮膚・表在組織の検体採取にあたって・・・・・・30
3.2 皮膚の構造・・・・・・32
3.3 皮膚真菌症・・・・・・37
3.4 細菌感染症・・・・・・62
3.5 梅　毒・・・・・・69
3.6 ハンセン病・・・・・・71
3.7 ウイルス感染症・・・・・・75
3.8 寄生虫感染症・・・・・・80
3.9 皮膚科領域の感染管理・・・・・・86

目 次

4章 ● 採 血　　　　　　　　　　　　　　　89

4.1　採血にあたって・・・・・・90
4.2　静脈採血・・・・・・92
4.3　耳朶(耳たぶ)採血・・・・・・122
4.4　指先(指頭)採血・・・・・・126
4.5　足蹠採血(新生児)・・・・・・128

5章 ● 肛 門　　　　　　　　　　　　　　　133

5.1　解　剖・・・・・・134
5.2　検体採取と管理・・・・・・139

6章 ● 検体採取Q&A　　　　　　　　　　　　161

6.1　尿・・・・・・162
6.2　髄　液・・・・・・169
6.3　骨髄液・・・・・・172
6.4　間節液・・・・・・174
6.5　精　液・・・・・・176
6.6　喀　痰・・・・・・178
6.7　静脈血・・・・・・182

索　引・・・・・・204

1章 総説

章目次

1.1：臨床検査技師等に関する法律（臨技法）の一部改正 ……… 2
    1.1.1 臨技法一部改正の概要
    1.1.2 臨技法一部改正の背景
    1.1.3 検体採取の業務拡大を踏まえた今後の方向性

1.2：安全管理 ……………………………………………… 5
    1.2.1 安全管理総論

SUMMARY

臨床検査技師が鼻腔拭い液，鼻腔吸引液，表皮並びに体表および口腔の粘膜からの検体採取，鱗屑，痂皮その他の体表の付着物の採取，肛門からの糞便採取を業とすることが法改正により可能となった。検体採取の業務拡大を踏まえて採取業務，検査説明・相談，検体採取をより促進・定着させる必要がある。加えて，診断に適した材料をどの部位からも確実に採取するために，微生物の曝露や消毒を含めた安全管理の知識が求められる。

本章では，法改正の概要と安全管理の基本事項を解説する。

1章 総説

1.1 臨床検査技師等に関する法律(臨技法)の一部改正

1.1.1 臨技法一部改正の概要

　2014年6月18日、第186通常国会において、「地域における医療及び介護の総合的な確保を推進するための関係法律の整備等に関する法律」(以下、医療介護総合確保推進法)が成立し、医療介護総合確保推進法第14条の規定により、臨技法(昭和33年法律第76号)の一部が改正された。これにより、2015年4月1日から臨床検査技師は医師または歯科医師の具体的な指示を受け、診療の補助として以下の検体採取を業として行うことが可能となった。
①鼻腔拭い液、鼻腔吸引液、咽頭拭い液その他これらに類するものを採取する行為
②表皮並びに体表及び口腔の粘膜を採取する行為(生検のためにこれらを採取する行為を除く。)
③皮膚並びに体表及び口腔の粘膜の病変部位の膿を採取する行為
④鱗屑、痂皮その他の体表の付着物を採取する行為
⑤綿棒を用いて肛門から糞便を採取する行為

　実施にあたり、医療介護総合確保推進法附則第32条第1項において、2015年4月1日において現に臨床検査技師の免許を受けている者及び同日前に臨床検査技師国家試験に合格した者であって、同日後に臨床検査技師の免許を受けた者が検体採取を行おうとするときは、あらかじめ厚生労働大臣が指定する研修を受けなければならない、とされている。この「厚生労働大臣が指定する研修」は、検体採取に必要な知識及び技能を習得するためのものであって、一般社団法人日本臨床衛生検査技師会(日臨技)が実施するものを指定する。留意事項として、臨床検査技師の養成課程において検体採取に係る教育を受けていない臨床検査技師については、検体採取を行おうとするときは医療安全の確保の観点から、あらかじめ本告示で指定する研修を受ける必要がある。

1.1.2 臨技法一部改正の背景

2007年12月28日付厚生労働省（厚労省）医政局長通知で，「医師及び医療関係職と事務職員等との間等での役割分担の推進について」が配布されている。この中で採血，検査説明については，保健師助産師看護師法及び臨技法に基づき，医師等の指示の下に看護職員及び臨床検査技師が行うことができるとされているにもかかわらず，医師や看護職員のみで行っている実態があると指摘されている。医師と看護職員及び臨床検査技師との適切な業務分担を導入することで医師等の負担を軽減することが可能となることから，2009年8月から「チーム医療の推進に関する検討会」（医政局主催）が開催され，検討会の報告書をもとに「医療スタッフの協働・連携によるチーム医療の推進について」（2010年4月30日付医政局長通知）が配布された。医師，看護職員の業務負担の軽減に向けて，「医師等による包括指示を活用し，各医療スタッフの専門性に積極的に委ねるとともに，医療スタッフ間の連携・補完を一層進めることが重要である」とし，2010年5月に「チーム医療推進会議」（医政局主催）が設置され，同年10月には「チーム医療推進方策検討WG」が立ち上がり，1971年に業務認証された「採血業務」と同様に，咽頭，鼻腔，表在からの検体採取から始まる一連の検査業務が，高い検査精度の保持と結果報告の迅速性を担保するうえで非常に重要であるとして，今回の臨技法の一部改正へとつながった。その後も，関連職種19団体が加盟する「チーム医療推進協議会」（任意団体）が継続され，定期的に検討が進められている。

1.1.3 検体採取の業務拡大を踏まえた今後の方向性

採血業務，検査説明・相談，検体採取をより促進，定着させるために，日臨技は重要課題として普及啓発事業を展開している。厚労省は超高齢化社会の到来に向けて，持続可能な社会保障制度の確立を図るために，2025年に向けたロードマップで地域連携や地域包括ケアシステム制度を構築し，実現に向けた関係法規の改正や新たな政策を打ち出した。"病院完結型"の医療から，地域全体で患者を支える"地域完結型"の医療へと大きく舵を切ろうとしている。このような状況を踏まえ，医療を担う職能団体の一員として，検査室業務を中心とした"受動型"から，患者を中心とした"能動型"への意識の改革が必要と考える。

1章 総説

　日臨技2013年度組織実態調査では，1971年に業務認証された「採血業務」に対する医療機関における実施状況は，採血に関与している施設は全体の45%にとどまり半数にも達していない。実施している施設では外来患者81%，健診44%，入院患者14%という結果であり，十分に浸透しているとはいえない。チーム医療への取り組みも全体の55%で，そのあり方も「チーム医療への支援」という概念が主流で，医師のほうを向いている傾向が強く，患者指向での「チーム医療の実践」については十分に展開されていないという結果となった。日臨技事業として，2014年度から「検査説明・相談ができる臨床検査技師育成講習会」を全国展開し，接遇，患者心理，病態管理のためのR-CPC研修など，患者サイドで臨床検査技師の専門性を発揮し，他の医療スタッフと連携・補完のできる技師育成に取り組んでいる。また，「平成26年度診療報酬改定の結果検証に係る特別調査」（厚労省）の各業務の負担感（看護師長対象）の調査（n = 1378）で，看護職員の業務負担軽減のために必要な取り組みとして，「臨床検査技師による採血・検体採取」63.2%，「臨床検査技師による検査前後の説明や結果の管理」45.7%であると提示され，診療現場（看護師）からの期待は非常に大きいという結果となった。患者に対する検査説明，採血，検体採取を業として，検査前説明，採取，検査実施，結果報告・説明という一連の業務を一貫して行うことで，より精度の高い検査データの提供と迅速な結果報告に努め，中央検査室の殻を破り，患者の顔が見える診療現場での活躍につなげて欲しい。

〔横地常広〕

1.2 安全管理

1.2.1 安全管理総論

● 1. はじめに

　検体採取の目的は，診断に適した材料をその部位から確実に採取することであるが，微生物の曝露や消毒を含めた安全管理の知識が必要である．本節では，種々の検体採取を行う場合に共通した感染症予防の考え方と，消毒，採取上の留意点についてポイントを示す．

● 2. 標準予防策（スタンダードプリコーション）

　感染防止対策の基本であり，人体の血液，組織，粘膜，創部など，汗を除くすべての湿性生体物質は感染源となる可能性があるとみなして対応する必要がある．手指衛生，呼吸器衛生，個人防護具の使用方法も含まれる（表1.2.1）．

● 3. 感染経路別予防策

(1) 空気感染予防策
　結核，麻疹，水痘が該当する．飛沫核によって伝播する病原体による感染を防止する．患者はサージカルマスク，医療従事者はN95マスクを着用する．患者は陰圧の個室に収容する．

(2) 飛沫感染予防策
　インフルエンザ，マイコプラズマ肺炎，百日咳などが該当する．飛沫によって伝播する病原体による感染を防止する．患者との距離が2m以内の場合，サージカルマスクを着用する．

(3) 接触感染予防策
　Methicillin-resistant *Staphylococcus aureus*（MRSA），Multidrug-resistant

---

📝 **用語**　標準予防策（スタンダードプリコーション；standard precautions），メチシリン耐性黄色ブドウ球菌（Methicillin-resistant *Staphylococcus aureus*；MRSA）

1章 総説

表1.2.1 標準予防策（スタンダードプリコーション）

予防策	具体的内容
手指衛生	目に見える汚れやべたつきがある場合は，石鹸と流水で手を洗う。汚れがない場合は，速乾性手指消毒薬による手指消毒を行う。 血液，体液，分泌物，排泄物，粘膜，創のある皮膚など汗以外の湿性生体物質に触れた後，また，手袋を脱いだ後は手指消毒を行う。 手荒れ対策に努める。
個人防護具	病原体汚染を受ける可能性がある場合は，下記の個人防護具を装着する。 ①手袋 検体採取時など病原体汚染の可能性がある物質に触れる場合は必ず装着する。手の大きさに合ったサイズを選び，使い捨てのものを使用する。同一手袋で複数の患者対応を行わず，同一患者でも異なる部位を扱う場合は手袋を交換する。 ②ビニールエプロン 術者の皮膚や衣類が感染性物質で汚染される可能性がある場合は使い捨てエプロンを着用する。使用後は汚れている面を内側に小さくして捨てる。 ③マスク・ゴーグル 飛沫が発生しそうな手技を行う場合に口や目を防護するために使用する。場合によってはフェイスシールドを併用する。
咳エチケット	咳など呼吸器症状のある患者にはサージカルマスクを着用させ，他の患者と1m以上離れて座ってもらう。

Pseudomonas aeruginosa（MDRP），クロストリジウム・ディフィシル下痢症，単純ヘルペスウイルス感染症などが該当する。

患者との直接接触，あるいは患者に使用した物品や環境表面などの間接接触によって起こる。接触感染予防策は，このような経路で伝播し得る病原体に感染あるいは保菌している患者に適用される。

● 4. 消 毒

検体を採取する場合は，その部位に存在する常在菌あるいは環境菌の混入を防ぐために消毒する必要がある。検体採取時に使用される消毒薬には下記の種類があるが，その選定は，対象となる微生物への消毒効果，安全性，使いやすさなどを総合的に評価，判断して使用しなければならない。

(1) エタノール（エチルアルコール）

消毒用エタノール（70％エタノール）として，主に手指・皮膚，医療器具（金属，非金属）など広く使用される。芽胞には無効であるが，*Mycobacterium tuberculosis*，一般細菌，エンベロープを有するウイルスに対して効果を認める。注意点として，

用語 多剤耐性緑膿菌（Multidrug-resistant *Pseudomonas aeruginosa*；MDRP），結核菌（*Mycobacterium tuberculosis*）

発疹などの過敏症状，皮膚への刺激症状が現れることがあるので，このような場合は使用を中止する。また，粘膜や創傷部位へ使用すると刺激を生じるため，これらの部位には使用しない。

(2) イソプロパノール（イソプロピルアルコール）

50～70%が一般的な濃度であり，エタノールと同様に生体および非生体のいずれにも汎用される。エタノールとの違いとして，イソプロパノールは手術部位の皮膚は適用範囲に含まれない。

(3) ポピドンヨード

広い抗微生物スペクトルをもち，生体への刺激性が低いことから，皮膚，粘膜，創傷部位の消毒に用いる。皮膚に適用し被膜を形成させた場合，持続的な殺菌効果を発揮するが，比較的短時間のうちに揮発し失活するため，長時間の持続効果は期待できない。粘膜に使用できるが，熱傷部位や口腔粘膜などでは吸収されやすいため，長期間使用すると血中ヨウ素濃度が上昇し，甲状腺代謝異常などの副作用が現れることがある。

(4) グルコン酸クロルヘキシジン

使用時に殺菌力を発揮するのみならず，皮膚に残留して持続的な抗菌作用を発揮する。一般細菌には有効だが，*Mycobacterium tuberculosis*，多くのウイルス，芽胞には無効である。グラム陰性桿菌の *Burkholderia cepacia*，*Serratia marcescens* に抵抗性を示すことがある。

(5) 塩化ベンザルコニウム

一般細菌には有効だが，*Mycobacterium tuberculosis*，多くのウイルス，芽胞には無効である。陽イオン界面活性剤（逆性石けん）であり，通常の石けんとは逆の荷電のため混ぜて使用しない。

● 5. 検体採取における留意点

(1) 採取時期

発病初期の抗菌薬投与開始前のタイミングに採取する。ただし，インフルエンザの検査を行う場合は，発熱後12時間以上経過していないとウイルス量が迅速キットの感度以下であるため，偽陰性になることがある。血液培養を行う場合は，抗菌薬投与後であると血液と同時に抗菌薬も培養ボトル内に混入し，ボトル内で

用語 セパシア菌（*Burkholderia cepacia*），セラチア菌（*Serratia marcescens*）

の微生物の増殖に影響を及ぼす可能性があるため,抗菌薬投与前が原則である。すでに投与中の場合は,24時間以上中止して採取するか,抗菌薬の血中濃度が最も低いタイミングに採取する。

(2) 安全な採取と患者の協力

医療事故を防ぐため,安全性の高い部位・方法によって採取する。また,採取時に検査の目的と採取方法を十分に説明し理解を仰ぐ。小児からの採取の場合は,介助者により部位の固定をしっかり行うことが安全上重要である。

(3) 臨床情報の伝達

患者属性,基礎疾患,炎症マーカー,推定感染症名,投与中の抗菌薬情報を検査者へ伝える。検査者はその情報をもとに検査法(培地の選択,培養方法,時間など)を考慮する。

(4) 保存と輸送

採取した検査材料は,できる限り早急に検査する。やむを得ず保存する場合は,適切な条件(温度,酸素有無など)を厳守する。低温保存が禁忌な微生物には,*Neisseria gonorrhoeae*, *Neisseria meningitidis*, *Entamoeba histolytica*栄養型などがある。また,検査材料が乾燥すると多くの微生物は死滅しやすくなるため,そのままの状態で放置しないよう注意が必要である。

〔赤津義文〕

用語 淋菌(*Neisseria gonorrhoeae*),髄膜炎菌(*Neisseria meningitidis*),赤痢アメーバ(*Entamoeba histolytica*)

参考文献

1) 小栗豊子:「感染制御の基本と臨床微生物検査におけるバイオセーフティ」臨床微生物検査ハンドブック 第4版, 2-5, 三輪書店, 東京, 2011.
2) 大塚喜人, 他(編):感染症検査に役立つ臨床微生物らくらく完全図解マニュアル, INFECTION CONTROL春季増刊, 44-68, メディカ出版, 東京, 2011.
3) 宮本豊一:「微生物検査(培養検査)―検体採取法と検体の取り扱い―」INFECTION CONTROL, 2015;24(4), 65-7.
4) 満田年宏:感染症診療・感染対策に役立つ臨床微生物検査の基礎知識, 6-8, 国際医学出版, 東京, 2004.

2章 鼻腔・咽頭

章目次

2.1：鼻腔・咽頭の検体採取にあたって …………………… 10

2.2：解　剖………………………………………………… 11
 2.2.1　鼻　腔　　　　　2.2.3　口腔の構造
 2.2.2　咽頭の構造

2.3：検体採取の実際……………………………………… 16
 2.3.1　鼻腔拭い液　　　　2.3.5　感染管理
 2.3.2　鼻腔吸引液　　　　2.3.6　検体の運搬と保存法
 2.3.3　咽頭拭い液　　　　2.3.7　検体の品質管理
 2.3.4　検出率と保険適用について

2.4：検査法………………………………………………… 25
 2.4.1　疾患ごとの採取

SUMMARY

　鼻腔・咽頭からの検体採取にあたっては，鼻腔，咽頭，口腔の解剖学的知識を修得して事故防止に努めることが求められる。また，検査材料も拭い液，吸引液などがあり，精度の高い検査結果が求められるが，感染性の高い材料でもあることから，採取時や採取後の材料取り扱いには，採取者の事故防止だけでなく感染防止の実施が重要となる。

2.1 鼻腔・咽頭の検体採取にあたって

　以前は溶連菌感染症，インフルエンザなどの診断は咽頭所見・採血データなどから総合的に判断を行っており，確定診断に必要な細菌・ウイルスなどの同定は培養・ポリメラーゼ連鎖反応（PCR）などの検査結果を待たねばならなかった。そのため，医療現場ではインフルエンザは特効薬がないこともあり，単なる風邪と同様の扱いを受けることも少なくなかった。そのような中，1984年には*Streptococcus pyogenes*，1999年にインフルエンザの迅速検査キットが発売されるなど，診療現場で短時間にウイルスを検出することが可能になった。現在ではアデノウイルス，RSウイルスなどさらに多くの種類の検査が可能となっている。インフルエンザ迅速検査キットだけでも1年に約3,000万個出荷されるなど，迅速検査は広く行われるようになっており，新たな抗菌薬・抗ウイルス薬の登場に合わせ，疾患に応じた適切な治療を迅速に受けられるようになってきている。

　鼻腔・咽頭から検体を採取する疾患には上記のインフルエンザ，溶連菌感染症など臨床現場でよく遭遇する疾患が数多く含まれており，その手技に精通するのは極めて重要である。

用語　ポリメラーゼ連鎖反応（polymerase chain reaction；PCR），A群β溶血性レンサ球菌（*Streptococcus pyogenes*）

2.2 | 解　剖

2.2.1　鼻　腔

　鼻腔の外側には鼻甲介とよばれる鼻腔に突出した構造物があり，下方から順に下鼻甲介，中鼻甲介，上鼻甲介とよばれる。さらに最上鼻甲介が存在することもある。それぞれの鼻甲介と外側壁の間は下鼻道・中鼻道・上鼻道とよばれる気流の通り道となっている。図2.2.1に示すように，左右の鼻腔を隔てる壁は鼻中隔とよばれ，出生時は平坦に近いが思春期頃に左右どちらかに彎曲してくることが多い。鼻中隔と鼻甲介間は総鼻道とよばれ，その上端は嗅裂という狭い間隙になっている。この部分に嗅覚を担う嗅粘膜が存在する。総鼻道の後上方は蝶篩陥凹になっており，蝶形洞が開口している。

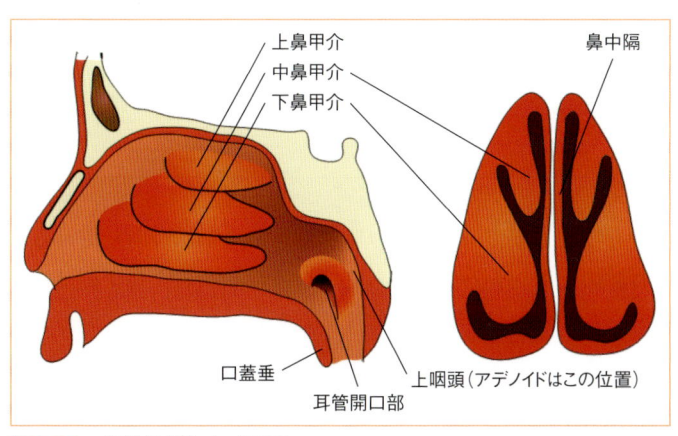

図2.2.1　鼻腔外側および正面

● 1. 鼻腔外側壁

(1) 上鼻甲介

　上鼻甲介の内側には上鼻道があり，後部篩骨蜂巣が開口している。日本人の多くには，さらに後上方に小さな最上鼻甲介が存在している。

(2) 中鼻甲介

　中鼻甲介の内側は中鼻道である。漏斗とよばれる陥凹部があり，上顎洞自然口が存在する。副鼻腔炎では上顎洞に炎症があることが多く，自然口から膿汁が出てきていることがよくみられる。また，自然口周囲の膜様部（骨が存在しない部分）に副口が存在している場合もある。前部の天井部には鼻前頭管が存在し前頭洞と交通している。前部篩骨蜂巣も中鼻道に開口するが，開口部はさまざまである。

(3) 下鼻甲介

　下鼻甲介の内側は下鼻道である。上方には鼻涙管の開口部がある。この管を通して涙が鼻腔に流れてくる。アレルギー性鼻炎などではこの鼻甲介が腫脹していることが多く，アレルギー・炎症で鼻閉を起こす原因となることが多い構造物である。

(4) 耳管咽頭口

　側壁の最後方には耳管開口部がある（正式にはこの部位は上咽頭に含まれる）。この管は中耳腔と交通しており，換気・分泌物の排泄などの役割を担っている。この後方の隆起は耳管隆起とよばれている。急性中耳炎ではこの管より中耳内の耳漏が排出されていることもある。

● 2. 鼻中隔

　左右の鼻腔を隔てる壁で，思春期以降左右どちらかに彎曲していることが多いため，左右鼻腔のどちらかが狭くなっている場合がある。鼻中隔は粘膜下に骨・軟骨が存在し，鼻中隔軟骨・鋤骨・篩骨垂直板が主体となっている。

● 3. 鼻腔内の血管

　鼻腔は血管の多いところであり，検査時の機械的刺激で鼻出血を起こすことがある。鼻腔上部は眼動脈から前篩骨動脈・後篩骨動脈が上方に分布（内頸動脈の枝），鼻腔下方は外頸動脈の枝の顎動脈から蝶口蓋動脈・大口蓋動脈として鼻腔後方から分布している。そのため鼻腔の血流の多くは外頸動脈系となっている。鼻中隔の前方はKiesselbach部位とよばれる毛細血管の多い部分があり，この部位は鼻出血の頻発部位であるため，検査の際は注意を要する。

2.2.2　咽頭の構造

　咽頭は鼻腔の奥から舌の後方の部分まで縦に長い空間で，上咽頭・中咽頭・下咽頭の3部位に分けることができる(図2.2.2)。咽頭は呼吸・嚥下・構音といった複数の機能に対応するため形を容易に変化させることができる構造となっている。そのため，検査時に狙った部位と実際に当たった部位がずれる原因にもなっている。

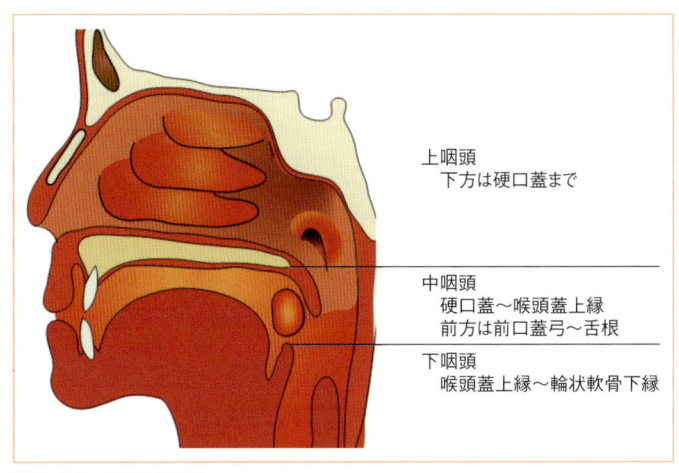

上咽頭
　下方は硬口蓋まで

中咽頭
　硬口蓋～喉頭蓋上縁
　前方は前口蓋弓～舌根

下咽頭
　喉頭蓋上縁～輪状軟骨下縁

図2.2.2　咽頭の区分

● 1. 上咽頭（咽頭鼻部）

　後鼻孔・咽頭円蓋・軟口蓋上面に囲まれる空間。耳管咽頭口がここに含まれる。小児の場合は上咽頭後壁にアデノイド（咽頭扁桃）が存在し，それによりほぼ塞がれてしまっている場合もある。アデノイドの大きさは小学校入学前後にピークとなり，20歳頃までの間に通常縮小・消失する。また上咽頭がんや出血性の病変が存在することもある。

● 2. 中咽頭（咽頭口腔部）

　後口蓋弓・舌根部・喉頭蓋・喉頭蓋ヒダ・咽頭後壁に囲まれた空間。一般的に"のど"とよばれる部位がこれにあたる。前述のとおり呼吸と嚥下の両方の経路と発音（共鳴）のため，複雑に形を変えることができるようになっている。

3. 下咽頭（咽頭後頭部）

梨状陥凹・輪状後部からなる。嚥下のみに使われる部位で，下方は食道につながる。食道入口部は嚥下時以外閉鎖されており，下咽頭に痰・唾液・食塊が貯留していることがしばしばみられる。

4. 咽頭の感覚

大部分が舌咽神経により支配されるが，上咽頭の一部と口蓋の一部は三叉神経，喉頭蓋谷と下咽頭は迷走神経の枝（上喉頭神経）により支配されている。

2.2.3　口腔の構造（図2.2.3）

1. 口　唇

内部に筋が存在し，自由に変形することが可能である。また口唇裏面にも小唾液腺が存在している。

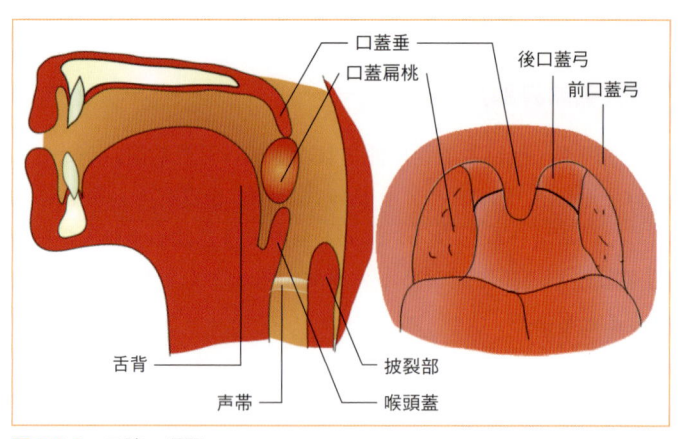

図2.2.3　口腔・咽頭

2. 口　蓋

　粘膜が骨である硬口蓋の部分と，後方の骨のない軟口蓋に分けられる。軟口蓋は自由に変形することができ，嚥下・構音に重要な役割を果たしている。

3. 扁桃（口蓋扁桃）

　扁桃は免疫組織の1つであり，口蓋扁桃・舌扁桃・咽頭扁桃・耳管扁桃に分けられる。ただし，一般的に「扁桃腺」と通常よばれるものは口蓋扁桃のことである。前口蓋弓と後口蓋弓の間に挟まるように左右1対存在する。扁桃の大きさには個人差があり，思春期前に最大となる。

4. 舌

　舌は咀嚼・味覚・構音とさまざまな働きをする。糸状乳頭・茸状乳頭・葉状乳頭・有郭乳頭の4種類の凹凸が表面にある。このうち糸状乳頭は食物をこし取る役割をしており，味覚にかかわる味蕾は存在しない。残り3つの乳頭に味蕾が存在し味覚を担っている。以前は部位により味覚の感覚が異なるといわれていたが，現在ではどの部位でもすべての味を感じることができることがわかっている。味覚の神経は舌の前2/3は顔面神経の枝が分布し，後方は舌咽神経が司っている。運動は舌下神経主体，知覚は前2/3は三叉神経の枝（舌神経），後方は舌咽神経と迷走神経である。

5. 口蓋垂

　嚥下時の鼻咽腔の閉鎖や構音などの役割を果たしていると考えられている。大きい場合や長い場合はいびきの原因となることもある。

2.3 検体採取の実際

2.3.1 鼻腔拭い液

● 1. 必要な器具

迅速検査キット／スワブ，感染予防器具（手袋・ガウン・マスク）。

● 2. 検査前の注意

　検査前に出血性病変（鼻茸・腫瘍など）の有無がないかどうか，抗凝固療法の有無，鼻中隔彎曲の状態などを医師に確認するとともに，患者本人にも確認を行う。検査を行う鼻腔は，片側性副鼻腔炎や片側の鼻汁が多いなど特定の鼻腔を狙ったもの以外はどちらから行ってもよいが，鼻腔の広い側から行ったほうが実施しやすい。稀に鼻中隔彎曲が強い場合，凸側からは挿入困難なことがある。また易出血性病変や最近出血した既往がある場合は，対側から検査を行うほうが安全である。

● 3. 検査の手順および注意

　感染防止対策を行った後に，検査キット／スワブに付属している綿棒を用いて検査を行う。検査用の綿棒は，綿棒の端を図2.3.1.aのように母指および示指で軽く把持する。**被検者の鼻腔壁にぶつかったときに綿棒がずれる位の強さ**で問題ない。図2.3.1.bのようにしっかり持つと安定するが，鼻腔壁に当たってしまった場合，力の逃げ道がないため被検者に怪我をさせてしまうことがある。
　もし被検者の動きが大きい場合は，後壁の損傷を避けるため，鼻腔の長さにぎりぎり満たない位置で把持してもよい。（迅速キットの綿棒のみ）乳児は4cm，幼児4〜5cm，学童5〜6cm程度，成人では10cm程度である。また，綿棒は途中から折っての使用は，鼻腔内で折れて異物になってしまう危険性があるため避ける。小児など動いてしまう被検者の場合は怪我を避けるため，まわりの協力を得

2.3 | 検体採取の実際

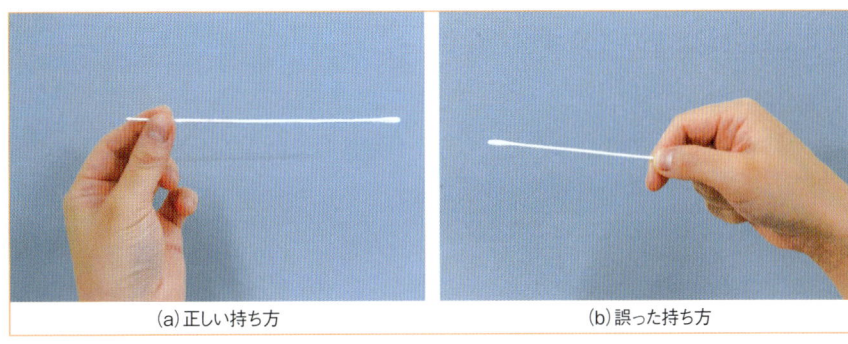

(a) 正しい持ち方　　　　(b) 誤った持ち方

図2.3.1　綿棒の持ち方

2章 鼻腔・咽頭

て抑制してから行う。

　綿棒は鼻腔下壁に沿って奥にゆっくり進めて，鼻腔中央または上咽頭壁に当たった位置（奥でコツンと当たった場所）でゆっくり粘膜を擦って採取する。抵抗を感じた場合は無理に挿入を続けず，少し位置をずらしてみること。鼻中隔彎曲などで奥まで挿入できない

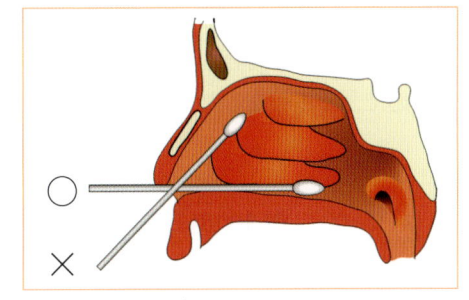

図2.3.2　挿入方向

場合は，対側鼻腔からの採取も検討すること。挿入の際に上方に向けて挿入すると鼻腔上方に向かってしまい正しい採取位置に到達できないため，角度には注意する（図2.3.2）。操作中綿棒先端の部分は検体の混入を避けるため，絶対触れないようにすること。また操作に危険が伴う場合は，鼻かみ液や咽頭などの違う方法での採取も検討すること。

> **採取のPoint**
> 綿棒は鼻腔下壁に沿って奥にゆっくり進めて，鼻腔中央または上咽頭壁に当たった位置（奥でコツンと当たった場所）でゆっくり粘膜を擦って採取する。挿入の際に上方に向けて挿入すると鼻腔上方に向かってしまい正しい採取位置に到達できないため，角度には注意すること。

17

4. 鼻腔検査時の注意すべき症例

(1) 鼻中隔彎曲症

　思春期以降は大なり小なり左右どちらかに彎曲していることが多い。彎曲が強い場合は，凸側では鼻腔外側壁との間が極めて狭く綿棒の挿入が困難なことがあるため，無理な挿入は避けること。

(2) 鼻出血

　鼻腔は前述のとおり血管が多い臓器であり，機械的刺激などで容易に出血を起こし得る。そのため，あらかじめ易出血性の疾患（血液疾患・腫瘍など），抗血小板療法の有無について確認が必要。無理な挿入で損傷した場合，状態によっては止血に難渋する場合もある。ほかの検査方法がないかどうかの検討や，出血時に対応できる準備をしたうえで行うこと。

2.3.2　鼻腔吸引液

1. 用意するもの

迅速検査キット／スワブ，鼻腔吸引器，感染予防器具（手袋・ガウン・マスク）。

2. 検査方法 (図2.3.3)

　鼻腔の状態確認および，感染対策などは鼻腔拭い液の場合と同様である。鼻腔吸引器は一方は吸引器・ポンプに接続し，対側のカテーテルを綿棒と同様に鼻腔底に沿って鼻汁が貯まっている位置まで進めて吸引する。到達したら陰圧をかけて鼻汁を吸引器内に採取する。採取後，容器内の貯留液に綿棒を浸して検体を採取し，以後の流れは鼻腔拭い液と同様である。

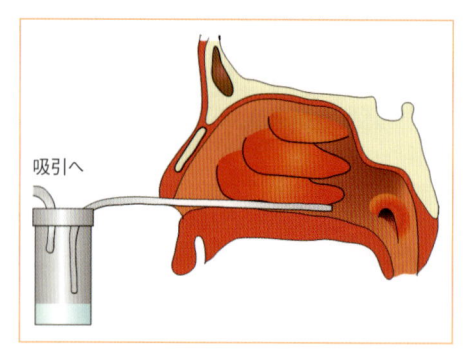

図2.3.3　採取方法

2.3.3 咽頭拭い液

1. 用意するもの

迅速検査キット／スワブ，舌圧子，感染予防器具（手袋・ガウン・マスク）．

2. 検査材料の採取法

　咽頭後壁から採取する場合は，舌を押し下げて咽頭後壁が見えるようにして行う．舌圧子は母子・示指・中指で軽く把持する（図2.3.4）．綿棒の場合と同様に後壁の損傷を避けるため，舌圧子の把持側を手のひらで抑えてしまわないように気をつける．また咽頭内に挿入する部分は触らないように注意が必要．どちらの手をつかってもよいが，舌圧子は左手で把持し，綿棒を右手で把持したほうが操作しやすい．舌圧子は嘔吐反射が起きるため舌根部には触れないようにし，舌の中央に当てて"あー"と発声させながら下方に抑えるようにする．綿棒の持ち方などは鼻腔拭い液と同様である．綿棒も舌根部に触れないように挿入方向に気をつけながら，目的の部位に当てて軽く擦って採取する．

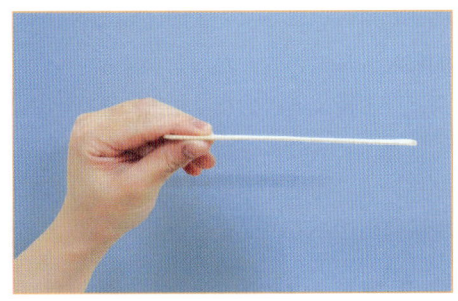

図2.3.4　舌圧子の持ち方

> **採取のPoint**　舌圧子を左手で，綿棒を右手で把持し，舌圧子は嘔吐反射が起きるため舌根部には触れないようにする．舌の中央に当てて"あー"と発声させながら下方に抑えるようにする．綿棒の挿入方向に気をつけながら，目的の部位に当てて軽く擦る．

3. 舌圧子使用に注意を要する症例

(1) 喉頭蓋膿瘍・喉頭浮腫など咽喉頭に強い腫れがある場合
　舌根部を刺激すると，喉頭のけいれんを引き起こしたり気道浮腫が増大したりして窒息の恐れがあるため禁忌。

(2) 嚥下機能が落ちている場合
　器具の挿入によって嘔吐が起こると誤嚥のリスクがあるため注意が必要である。

2.3.4　検出率と保険適用について

　検査対象となる菌・ウイルスの種類やメーカー，検査のタイミングによっても検出率のばらつきがある。

1. インフルエンザ

表2.3.1　インフルエンザ検査の感度

採取部位	感度
鼻腔拭い液	約80〜90%
咽頭拭い液	約60〜80%
鼻腔吸引液	約90〜95%
鼻かみ液	約80〜85%

　インフルエンザでは通常鼻腔拭い液を用いて行うが，感度は80〜90%とされている。ただし感染初期はウイルス量が少なく検出できないことがあるため，初日に行った検査結果が陰性だった場合は，翌日の再検査も考慮する必要がある。表2.3.1のように，鼻腔拭い液の採取が困難であった場合は，咽頭後壁や鼻かみ液からも検出できる。保険適用となるのは発症後48時間以内の症例のみであることに注意。

2. アデノウイルス

　咽頭・鼻腔乳頭などの拭い液を使用する。検出率は90%程度。種類が多く，流行性角結膜炎など伝染性の高い疾患も多いので，感染防護策の徹底が必要である。

3. RSウイルス

　感度は70〜90%程度。ただし成人例の鼻腔拭い液ではさらに低い。検査対象者が限られており，表2.3.2の症例のみが保険適用となっている。

表2.3.2　RSウイルス迅速検査の保険適用対象者

RSウイルス抗原定性は，以下のいずれかに該当する患者について，当該ウイルス感染症が疑われる場合に適用する。
　ア　入院中の患者
　イ　1歳未満の乳児
　ウ　パリビズマブ製剤の適応となる患者

● 4. *Streptococcus pyogenes*

咽頭・鼻腔乳頭などの拭い液を使用し，感度は90％程度である。

2.3.5 感染管理

　検査を行う症例の多くはインフルエンザなどの伝染性感染症が多いうえ，培養などでもMethicillin-resistant *Staphylococcus aureus*（MRSA）などの耐性菌がいる可能性があり，院内感染を防ぐために防護策が必要となる。対策としてはマスク・手袋・ガウン・ゴーグルなどの着用や，検査前後の手洗いが必要である。インフルエンザウイルスは0.3μmと通常のマスクの目より細かい。飛沫の吸入を予防するなどの意味はあるため普段は通常のマスクでも十分であるが，新型インフルエンザのパンデミックや結核が疑われている場合など，厳密な感染対策が必要な場合はN95マスクなどさらに細かいマスクを使用して行う。また咽頭反射が強い，咳嗽がひどいといった症例などで飛沫の飛散が予測される場合は，眼鏡・ゴーグル・ガウンの装用などにより，顔・体全面を保護することも必要である。

　検査前・後には手洗いなどの手指衛生を行う。検査前は被検者へ菌・ウイルスをうつしてしまうのを予防するためであり，検査後は手指への付着を残さないようにするためである。とくに爪・手指の間は洗いがおろそかになることが多いため注意が必要である。また検査終了後には被検者が触れた箇所もアルコールなどでの消毒を行っておく（ノロウイルスなどアルコールが無効なものもあるため菌種に応じて選択する）。また，検査時は前述のように綿棒・舌圧子で被検者に触れる部分，検査キットに使用する部分には絶対触れないようにすること。別の場所からの菌・ウイルスの混入が起こり正しく検査できなくなることを防止するとともに，被検者へうつしてしまうことの予防のためである。

［安井拓也］

用語　メチシリン耐性黄色ブドウ球菌（Methicillin-resistant *Staphylococcus aureus*；MRSA）

2.3.6 検体の運搬と保存法

1. 運搬方法

　多くの細菌は乾燥により死滅するため、検体が検査室に届くまでに乾燥させないように注意することが大切である。とくに綿棒や綿球で採取した検体や微量の検体は乾燥しやすいため、必ず検体輸送用培地を用いる。検体輸送用培地については、米国感染症学会（IDSA）と米国微生物学会（ASM）が合同で作成している「感染症診断のための微生物検査利用ガイドライン（A Guide to Utilization of the Microbiology Laboratory for Diagnosis of Infectious Diseases；2013 Recommendations by the IDSA and the ASM）」の中で、フロックスワブ（図2.3.5）の使用を推奨している。

　従来の繊維を巻きつけた綿棒（図2.3.6）は、繊維の内部に検体を吸い込んでしまう構造になっていたが、フロックスワブはレーヨンや綿スワブよりも表面がけば立っており、従来の綿棒より多くの検体を採取できる。さらに、一旦拭って吸着した検体がリリースしやすい点においても優れているため有用性が高い。

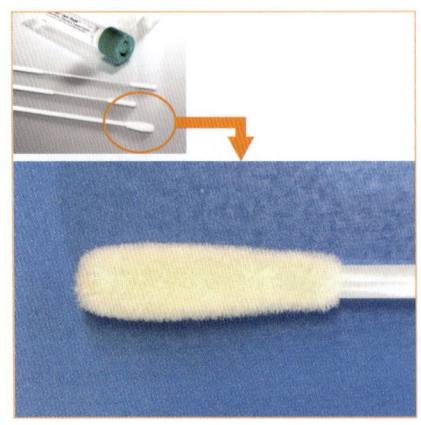

図2.3.5　フロックスワブ
表面がけば立っており、従来の綿棒より多くの検体を採取できる。

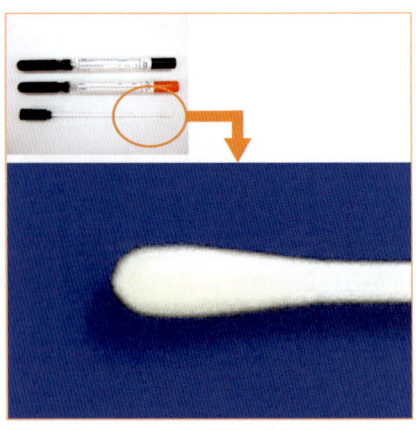

図2.3.6　レーヨン性綿球を使用したスワブ
繊維の内部に検体を吸い込んでしまう。

> **用語**　米国感染症学会（infectious diseases society of america；IDSA）、米国微生物学会（american society for microbiology；ASM）

2.3 | 検体採取の実際

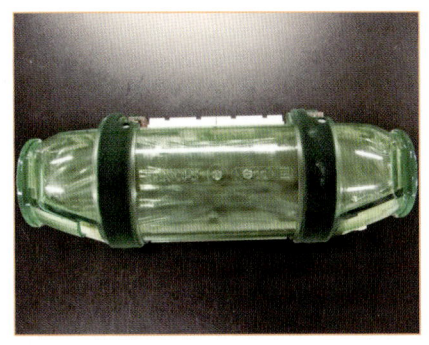

図2.3.7 気送管
検体を入れて搬送する。

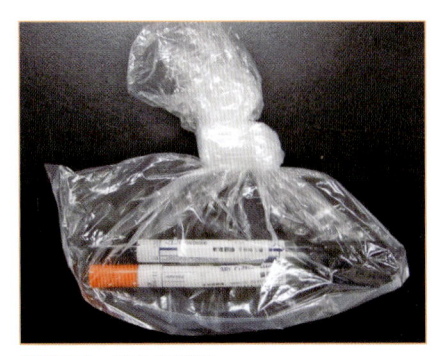

図2.3.8 検体搬送時

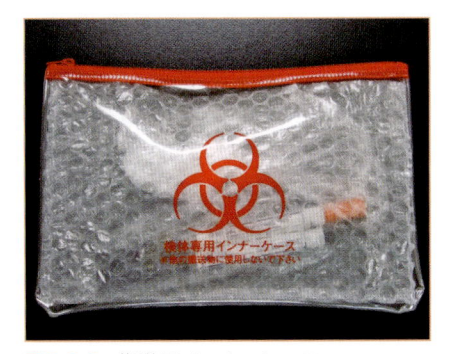

図2.3.9 搬送用インナーケース

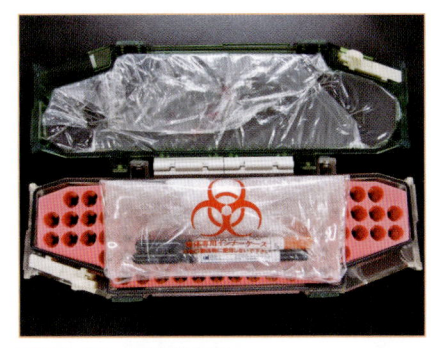

図2.3.10 気送管内部
内部が汚染された場合を考え工夫されている。

　検体を検査室に運搬する際には，迅速に検体が検査室に到着するように気送管(図2.3.7)などの搬送システムを利用する場合もある．その際には，検体をパウチ袋やビニール袋に入れ(図2.3.8, 2.3.9)，気送管の内部の衝撃を吸収するスポンジはビニールで覆い，汚染した場合は取り替える(図2.3.10)など，到着検体が漏れたり破損した場合の安全管理や，感染対策についても考慮する必要がある．

2章 鼻腔・咽頭

2. 検体の保存法

　検査材料は，適切に採取され適切に保存されなければ，検査結果に影響を与える。患者検体には菌が発育するのに必要な養分が含まれているため，不適切な温度での保存は検体中の菌の増殖を促進したりする。また，*Streptococcus pneumoniae* や *Haemophilus* spp. などは保存中に死滅しやすいため，検体採取後2時間以内に検査を実施するのが望ましい。すぐに検査が実施できず，やむを得ず保存する場合には4℃で保存し，24時間以内に検査を行う。また，*Neisseria gonorrhoeae* や *Neisseria meningitidis* を疑う場合には，冷蔵の条件下では死滅しやすいため35℃の孵卵器内で保存する。さらに，ウイルス検出を目的とした検体では，専用の保存容器を使用して一般には2～3日以内であれば冷蔵（4℃）保存し，凍結する場合は－80℃で行う（－20℃は不適である）。さらに検体の乾燥は，ほとんどの病原菌が死滅するため避けなければならず，注意が必要である。また，嫌気性菌を疑う場合には，嫌気性菌専用の容器（嫌気ポーターなど）を使用し，検体採取後直ちに検査を実施するのが望ましいが，保存する場合には4℃の冷蔵で保存する。

2.3.7　検体の品質管理

　採取容器が不適切であったり提出された検体が乾燥しているなど，培養には適さない検体が提出された場合には，速やかに担当医に連絡して検体を取り直してもらう。取り直しができずやむを得ず不適切な検体で検査を実施するよう医師から依頼された場合には，その旨のコメントをつけるなどして，検査結果に影響することを臨床にも伝わるような工夫も必要である。

［石垣しのぶ］

用語　肺炎球菌（*Streptococcus pneumoniae*），淋菌（*Neisseria gonorrhoeae*），髄膜炎菌（*Neisseria meningitidis*）

2.4 検査法

2.4.1 疾患ごとの採取

● 1. 疾患と検査項目

(1) インフルエンザ感染症

　検体には感染した細胞や分泌物が含まれた鼻腔拭い液，鼻腔吸引液，咽頭拭い液，鼻汁鼻かみ液を使用する。有効なインフルエンザ治療薬が存在するため，迅速診断検査のニーズは非常に高い。インフルエンザウイルスは，臨床症状発現後，12時間～3日以内（抗ウイルス薬未治療）の時期に採取することが望ましい。発症ごく早期のウイルス量が少ない時期には迅速診断キットの検査結果が陰性であったとしても，半日～1日後に陽性化することがあるため，インフルエンザの発症を強く疑う場合は，時期をみてくりかえし検体採取する。インフルエンザウイルスは感染力が強く，飛沫感染や接触感染を起こす。このため検体採取時は，くしゃみなどで鼻汁が飛沫することを考慮し，防護および検査前後の手指消毒を実施する。

(2) アデノウイルス感染症

　アデノウイルスは夏期に流行し，呼吸器疾患，咽頭結膜熱（プール熱），流行性角結膜炎の原因として知られている。扁桃・咽頭，角結膜に炎症を起こすため，炎症を起こしている部分から検体を採取する。感染力が強く，飛沫感染や接触感染で拡散することから，防護および検査前後の手指消毒を実施する。

(3) RSウイルス感染症

　RSウイルスは風邪の原因ウイルスであり，鼻炎・咽頭炎を起こす。0～1歳児では気管支炎，肺炎といった重篤な症状を起こすことがある。冬期に流行のピークがみられるが，近年は7月頃から報告数の増加が認められている。扁桃炎は通常起こさない。綿棒で鼻腔より検体を採取，または鼻腔吸引液を検体として使用する。感染経路は飛沫感染や接触感染。比較的感染力が強いため，咳などをして

いる場合は浴びないよう防護を心がけ，検査前後の手指消毒を実施する．

(4) 溶連菌感染症

原因菌は*Streptococcus pyogenes*で，扁桃・咽頭に炎症を起こし，ときに白苔を形成する．菌の侵入部位や組織によって急性咽頭炎のほか，蜂窩織炎など多彩な臨床症状を引き起こす．炎症部分や白苔部分を擦過して検体を採取する．急性咽頭炎ではペニシリン系薬の内服で短時間に症状改善が見込めるため，迅速な診断が望まれる．

2. 検査キット

呼吸器検体を用いた検査キットには，遺伝子診断用キットやELISAなど開発されているが，治療の迅速化・効率化に優れたイムノクロマト法が主流となっている．各種診断キットは複数のメーカーから販売されており[1]，それぞれ感度・特異度に若干の違いがある[2,3]．また，検査キットのなかには1つの病原体を検出するだけでなく，インフルエンザウイルスとRSウイルスのように2種類の病原体を検出する検査キットも市販されている(表2.4.1)[5]．

イムノクロマト法の測定原理を図2.4.1に示す．試料滴下部に試料を滴下すると，金コロイド標識抗ウイルス抗体が溶解し，試料中のウイルス抗原と免疫複合体を形成する．この免疫複合体は，メンブレンを毛細管現象により移動し，固定化された抗ウイルス抗体に補足・集積されることで標識物による発色ラインを目

表2.4.1　呼吸器検体を用いた迅速診断キット概要

検出微生物	測定法	測定時間	使用検体
インフルエンザウイルスA, B型	イムノクロマト法	1～15分間	鼻腔拭い液，鼻腔吸引液，咽頭拭い液，鼻汁鼻かみ液
インフルエンザウイルス(N1H1) 2009	イムノクロマト法	15～20分間	鼻腔拭い液，鼻腔吸引液，鼻汁鼻かみ液
インフルエンザウイルスA, B型＋RSウイルス	イムノクロマト法	5～10分間	鼻腔拭い液，鼻腔吸引液
RSウイルス	イムノクロマト法	3～15分間	鼻腔拭い液，鼻腔吸引液
RSウイルス＋アデノウイルス	イムノクロマト法	1～15分間	鼻腔拭い液，鼻腔吸引液，咽頭拭い液*
アデノウイルス	イムノクロマト法	10分間	咽頭粘膜，角結膜上皮細胞
Streptococcus pyogenes	イムノクロマト法 ラテックス凝集法	5～15分間 7分間	咽頭拭い液 咽頭拭い液

※咽頭拭い液を用いた場合はアデノウイルスについてのみ判定．

2.4 | 検査法

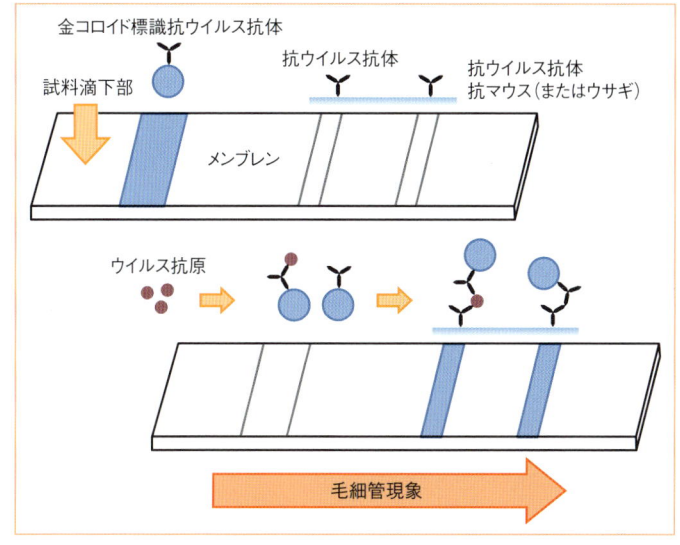

図2.4.1　イムノクロマト法によるウイルス抗原検出

視で確認することができる。一方，試料中のウイルス抗原の有無にかかわらず，過剰の金コロイド標識抗ウイルス抗体はメンブレンをさらに移動し，固定化された抗マウス（またはウサギ）免疫グロブリン抗体に補足・集積されることでコントロールラインが発色する。コントロールラインが現れなかった場合は無効と判定し，必要に応じて再測定する。

　従来の金コロイドに白金イオンをコーティングした白金−金コロイド標識キットは，従来の金コロイド標識と比べて発色強度が高く，また粒子が大きいため標識物としての視認性に優れている[4]。また，イムノクロマトプレートと小型デンシトメトリー分析装置を組み合わせることで，検出感度の向上や判定時間の短縮，ラインが薄い場合でも客観的で正確な判定ができるシステムが開発されている[5,6]。

　採取用スワブも改良が進み，先端部に繊維が巻きつけられた従来の綿棒から，短繊維が軸部分に植毛された形状のフロックスワブへと移行している（図2.4.2）。このことにより，検体の採取能力，抽

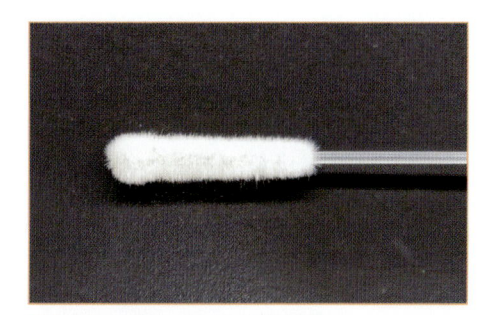

図2.4.2　フロックスワブ先端部

出液へのリリース率が格段に向上し，診断キットの検出感度もより良好なものになっている。

[三澤慶樹]

参考文献

1) 西山宏幸：感染症迅速診断のための病原体抗原・抗体検出検査．感染症内科 2013；1：35-48.
2) 武山 彩，橋本浩一，他：RSウイルス迅速診断の有用性と問題点—定量的リアルタイムPCR法をスタンダードとした検討—．小児感染免疫 2010；22：337-342.
3) 原 三千丸，高尾信一，他：B型インフルエンザに対する4種類のイムノクロマト法迅速診断キットの比較検討．感染症誌 2005；79：803-811.
4) 清水英明，石丸陽子，他：白金-金コロイドイムノクロマトグラフ法を使用したアデノウイルス検査キットの有用性．感染症誌 2009；83：64-65.
5) 西山宏幸．咽頭粘液：鼻腔拭い液を用いた検査．臨床と微生物 2014；41：447-450.
6) 森 幹永，片田順一，他：銀増幅技術による高感度インフルエンザ診断薬の開発．富士フイルム研究報告 2012；57：5-10.

3章 皮膚・表在組織

章目次

3.1：皮膚・表在組織の検体採取にあたって ……… 30

3.2：皮膚の構造 ……… 32

3.3：皮膚真菌症 ……… 37

3.4：細菌感染症 ……… 62

3.5：梅　毒 ……… 69

3.6：ハンセン病 ……… 71

3.7：ウイルス感染症 ……… 75

3.8：寄生虫感染症 ……… 80

3.9：皮膚科領域の感染管理 ……… 86

SUMMARY

　皮膚・粘膜からの検体採取と顕微鏡検査の実施においては，皮膚，表皮，真皮，皮下組織，爪の構造を熟知し，皮膚・粘膜病変のどこから検査材料を正確・安全に採取するかを修得する必要がある．また，皮膚科領域に関連する感染症の感染防止対策の基本は標準予防策の実施であり，感染力が強い発疹性ウイルス感染症は医療関連対策上の問題となることから，厳格な感染防止対策を実施しなければならない．

3.1 皮膚・表在組織の検体採取にあたって

1. はじめに

　皮膚や粘膜に症状がみられる疾患は多岐にわたるが，その中で表皮あるいは体表の付着物を顕微鏡で観察することにより，診断が確定される疾患は少なくない。そのため日本の皮膚科医は，皮膚・口腔粘膜から検査材料を採取して，それを顕微鏡で観察する手法（直接鏡検など）のトレーニングを受け，同時に皮膚生検，手術など皮膚疾患すべての診断・治療のための知識と手技を獲得しなければならない。そして5年の研修を受けた後に試験に合格すると，皮膚科専門医と認定される。

　従来これらの皮膚・表在組織からの検体採取は，日本では皮膚科医が担っていたが，このたび医師の負担軽減という目的で，皮膚生検を除く皮膚・粘膜からの検体採取とその顕微鏡検査を，臨床検査技師が行うことができるように法律が改正された。一方海外では，これらの検体検査を専門に行う臨床検査技師が存在し，皮膚科医がこれらの検査を行うことは原則としてない。そしてこのような検査技師は，海外ではmicroscopist（顕微鏡医）とよばれ，皮膚科診療になくてはならない存在となっている。欧米はもちろん，東南アジア諸国，少なくともタイやフィリピンなど多くの国でmicroscopistが存在し，皮膚生検を除く，皮膚・表在組織からの検体採取と顕微鏡検査を行っている。

　海外の臨床検査技師は臨床検査技師学校もしくは大学を卒業し，臨床検査技師の資格を取得後，病院に勤務しながら，先輩の検査技師からの教育，訓練を受けて，さらに専門分野をめざすことになる。これは医師が医師免許を取得した後に，皮膚科や耳鼻科，眼科といった専門医になるのと同じである。そして臨床検査技師の専門分野の1つがmicroscopistである。しかし日本ではこの制度が始まったが，カリキュラムがないばかりでなく，その指導者や教育者が存在しないのが現状である。

2. microscopistの業務

　microscopistの業務は多岐にわたるが，その中で最も重要なのが白癬やカンジダ症，癜風などの皮膚真菌症の直接鏡検である。なぜならば皮膚真菌症は皮膚科の新患患者の12.3％を占め，治療により治すことが可能な疾患で，診断は臨床症状ではなく，直接鏡検によって決定されるからである。

　次いで皮膚軟部組織感染症が重要で，この場合は細菌培養結果が診断の決め手になるが，培養結果には時間がかかるため，膿のグラム染色が迅速診断の鍵を握る。また疥癬は高齢者施設などでの集団発生があり，各地で問題になっているが，この場合も診断の決め手は，皮疹からの直接鏡検で虫体や卵を発見することである。そのほか梅毒も血液検査を待たずして，体表の浸出液から診断が可能である。また水疱がみられる疾患では，ツァンク（Tzanck）テストという水疱蓋や水疱底から検体を採取する検査により，単純性疱疹などの水疱を来すウイルス感染症や，天疱瘡という自己免疫性水疱症の鑑別，早期診断が可能になる。ただし天疱瘡は稀な疾患で，また難病疾患に指定されていることもあるため，最終的には皮膚生検が必要となる。またハンセン病は日本人には稀な疾患であるが，現在東南アジアやブラジルからの労働者も多く，これらの中にはハンセン病が稀ながら存在する。そのためにハンセン病患者からの検体採取もmicroscopistの重要な業務の1つである。

　このように皮膚・表在組織の検体採取により診断が決定される疾患が少なくないため，皮膚科診療におけるmicroscopistの役割は大きい。しかし検体採取の際に最も重要なことは，検体採取の手技を覚えることはもちろんであるが，**皮膚・粘膜病変のどこから検体を採取するとよいか**である。なぜならば皮膚疾患は多種多様であり，また同じ疾患であっても皮疹は多彩である。採取部位が少しでも異なると，目的とする病原体を発見できないことが多い。さらに顕微鏡検査で病原体を見誤ると誤診につながり，病気が治らないばかりでなく，患者は不適切な治療を受けることになる。これを防ぐためには顕微鏡検査所見の読み方ばかりでなく，**検査材料をどこから採取すればよいかを正確に知っていなければならない**。そのためには，検体採取によって診断が可能な皮膚疾患と，検体採取するために必要な皮膚の構造および皮疹を理解しておく必要がある。

〔渡辺晋一〕

3.2 皮膚の構造

3.2.1 皮　膚

　皮膚は，その付属器官（角質器，皮膚腺など）とあわせて外皮とよばれ，体の保護と外界の変化の受容（感覚）の機能のほか，生命活動に必須な機能を有する人体最大の臓器である．皮膚は上層より，重層扁平上皮からなる表皮，結合組織系の真皮，皮下脂肪からなる皮下組織の3層に分けられ，皮下組織は筋膜などの下部組織とつながる(図3.2.1)．

　皮膚には角質器や皮脂腺などの付属器官があり，角質器は毛や爪，皮脂腺は汗腺などが含まれる．皮膚付属器の毛には毛包があり，脂腺と立毛筋が付着する．汗腺にはエクリン汗腺とアポクリン汗腺があり，エクリン汗腺は直接皮膚に開口し，アポクリン汗腺は毛包漏斗部に開口する．

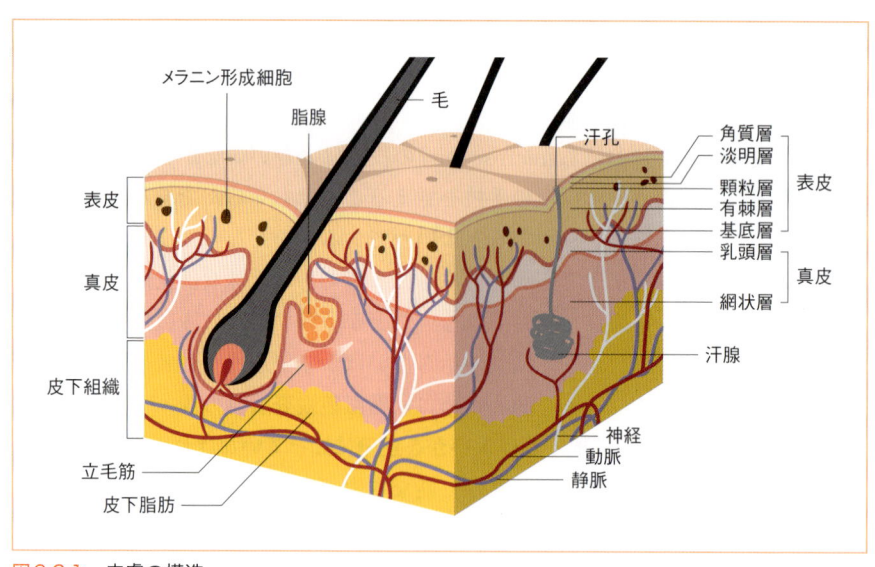

図3.2.1　皮膚の構造

3.2.2　表皮の構造

　表皮は外胚葉性の重層扁平上皮により構成されており，胎生2～3週間で基本的な構造が形成される。常に脱落と再生をくりかえし，その再生サイクル（ターンオーバー）は成人で約4～6週間とされている。表皮の厚さは通常0.1～0.2mmであり，足の裏などのようにmm単位の角質（角質層）となる部位もある。瞼などのように，よく動く場所の表皮は薄い。

　表皮では不溶性で線維状のタンパク質の一種，ケラチンを生成して保護機能をもたせ，また同様に生成されたメラニンは紫外線から皮膚を防御し，エルゴステロールは紫外線によってビタミンDへ変化する。表皮は下層より基底層，有棘層，顆粒層，淡明層，角質層の5層構造である。手掌や足底部は淡明層を有するが，部位によっては淡明層を欠く部位がある（図3.2.2）。基底層の基底細胞は盛んに細胞分裂をくりかえし，そこから生じる表皮細胞が基底側から，基底層 → 有棘層 → 顆粒層 → 淡明層 → 角質層へと成熟（角化）しながら外側に押し上げ

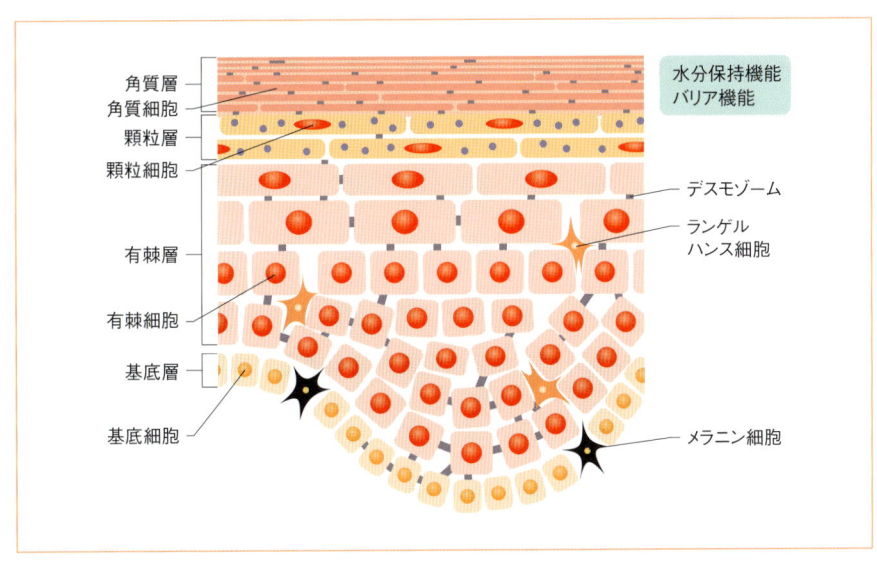

図3.2.2　表皮の構造

用語　エルゴステロール（ergosterol）

られ，角質層で核がなくなり垢（あか）となって脱落する。手や足の裏全体の表皮にはいわゆる指紋がある。模様の凸部は皮膚小陵とよばれ汗を分泌する汗口がある。凹部は皮膚小溝という。

> **MEMO**
>
> **エルゴステロールとは**
>
> 　酵母やシイタケなどの菌類に含まれるステロイド化合物で，エルゴステリンともいう。動物や植物には少量しか存在しない。日光にさらすと紫外線の作用で異性化を起こしビタミンD_2（カルシフェロール）となるので，プロビタミンDとよばれる。ビタミンDは普通，プロビタミンDの型で食物から取り入れられ，日光浴などで紫外線を浴びてはじめてビタミンDとして働き，カルシウムの代謝や骨格の発達を促進する。

1. 基底層

　基底層は表皮の最下層の一層で，表皮と真皮を分けている。基底層は円柱形の角化細胞と色素系細胞のメラノサイト，神経系のメルケル細胞からなる層で，その95％は角化細胞が占めている。

2. 有棘層

　基底層と顆粒層の間にあり，多角形の有棘細胞が石垣のように約5〜10層積み重なっている。細胞同士はデスモゾーム（細胞間橋）で非常に強固に結合されていて，表皮の中で一番厚い層である。表皮には血管はなく，組織液が栄養を運び，知覚神経や免疫系細胞のランゲルハンス細胞が分布する。細胞形態は，下層部では多角形であるが，上層へ向かうに従い扁平となる。

3. 顆粒層

　有棘層と角質層の間にあり，2〜3層の細胞からなる。細胞は好塩基性で，細胞質内にケラトヒアリン顆粒を含む。細胞形態は，有棘細胞上部よりさらに扁平化する。

● **4. 淡明層（透明層）**

淡明層は顆粒層と角質層の間にあり，表皮が厚い手掌と足底部だけにみられる。

● **5. 角質層（角層）**

表皮の最上層で，数層から数十層の核や細胞内小器官が消失した角質細胞からなる。角質細胞は好酸性で，細胞内にはケラチン線維を大量に有する。角質は，2週間ほどで垢やフケになってはがれ落ちる。

3.2.3　真皮の構造

真皮は，表皮と皮下組織の間の真皮乳頭層と真皮網状層から構成される中胚葉由来の層で，線維性結合組織から構成される。

真皮の約70％をコラーゲンで占め，ほかに弾性線維，細胞外マトリックス，ヒアルロン酸といった線維から構成される。真皮部分には，コラーゲン線維をつくる線維芽細胞や，免疫機能や炎症などに関係する肥満細胞を含む。神経は表皮まで到達するが，毛細血管の分布は真皮内までとなる。外分泌腺であるエクリン腺とアポクリン腺がある。

3.2.4　皮下組織の構造

皮膚と筋膜など下部の組織をつなぐ部分は皮下組織とよばれ，真皮と比較すると線維密度が低い結合組織でつくられている。この層には皮下脂肪とよばれる脂肪の組織が多く含まれており，栄養の貯蔵や体の保温をする機能をもつ。

3.2.5 爪の構造

外に露出している部分を爪甲（そうこう），皮膚に隠れている部分を爪根という。常に指先へと成長し，押し上げられている。指先の先端部分では，爪甲はその下部の爪床と剥離し，指先から爪が突出する。爪根には爪母基という部分があり，新しい爪はここでつくられる。爪と接触している部分としては爪甲直下が爪床で，真皮以下はほかの皮膚と構造は同じである。爪甲の両側を囲んでいる指の皮膚は爪郭（そうかく）という。さらに，爪根を覆っている皮膚を後爪郭といい，この部分からわずかに爪甲に覆うようにある半透明の皮膚角質を爪上皮という。爪の根元に乳白色の半月形状の部分がみえるが，これを爪半月といい，完全には角化していない新しい爪である（図3.2.3）。

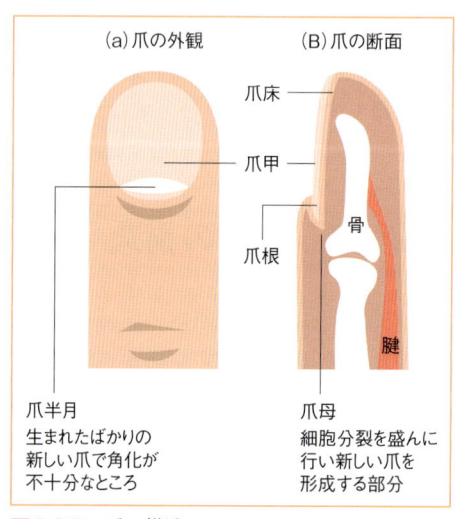

図3.2.3 爪の構造

［梅宮敏文］

参考文献

1) 山田英智（監訳）：ブルーム・フォーセット組織学Ⅱ，597-632，廣川書店，東京 1985.
2) 西村秀雄：新組織学，727-741，医学書院，東京，1973.
3) 藤田恒夫（訳）：ディフィオレ人体組織図譜，137-150，南江堂，東京，2003.

3.3 | 皮膚真菌症

● 1. はじめに

　日本医真菌学会の疫学調査によると，皮膚真菌症は皮膚科の新患患者の12.3%を占め，皮膚科外来で最も頻度の高い皮膚感染症である[1]。診断を確定するためには，病変部からの検体採取を行い，直接鏡検することが必須となる。ただし皮膚からやみくもに検体を採取しても，真菌がみつかるわけではない。皮疹のどこから採取すると真菌がみつかりやすいのかを知っておかなければならない。しかも疾患や病型によって採取部位は異なる。また直接鏡検を行っても直接鏡検所見を見誤ると，誤診につながる。

　実際に，皮膚真菌症でありながら真菌が存在しないと判定されると，真菌症は治らない。また真菌でないものを真菌と判定されると，抗真菌薬が投与され，全然治らないということになる。つまり皮膚真菌症の診断の鍵を握るのは直接鏡検を正確にできるかどうかである。そのためには真菌が存在する部位から検体を採取することと，その検体の顕微鏡検査で，真菌とそうでないものを正確に判別することが重要である。

　法改正により臨床検査技師が検体採取と直接鏡検を行ってよいことになったため，臨床検査技師も皮膚疾患をある程度理解していないと，その病変のどこを採取すればよいかがわからないことになる。そこで本節では，最初に皮膚真菌症の簡単な説明を行い，次いで診断に必要な検体採取法を解説する。

3.3.1　検体採取の準備

● 1. 用意するもの

　水酸化カリウム（KOH）液，顕微鏡（対物レンズの倍率が10×，20×，40×の3種類），ホットプレートなどの穏やかな加熱装置，ピンセット，刃のなましてあるメス，眼科用曲剪刀，ニッパ型の爪切り，スライドグラス，カバーグラスなどが

必要である。KOH液は水酸化カリウムを20～30%になるように水に溶解する。これに10～20%のジメチルスルホキシド（DMSO）を加えると角質の融解が早まる。市販品ではズーム液，それに青色の色素が混和されたズームブルー液がある。

● 2. 患者への配慮

　皮膚真菌症の検体を採取する際には，皮膚の角層だけを採取すればよいので，刃先が鈍なメスで皮膚表面を擦り，皮膚の角層を剥がすように採取すれば，出血することはない。病変が平坦な場合はセロハンテープを使用する検体採取法（セロハンテープ法）が便利で，顔や，乳児・小児の表在性皮膚真菌症ではとくに有用である。

　セロハンテープ法は片面のセロハンテープを病巣に数回押し付けて鱗屑(りんせつ)を採取し，それをスライドグラスに貼付する方法と，両面テープをスライドグラスに貼り付け，スライドグラスのテープ面を病巣に押し付けて，鱗屑を採取する方法（図3.3.1）がある。

　爪真菌症では，真菌は爪甲でなく爪床に存在することが多いため，爪の皮膚側を採取しなければならない。そのため爪切りで切るときに皮膚を傷つけ，出血させることが稀ならずある。万が一出血させた場合は圧迫止血し，外用抗菌薬をつけておけば，通常大丈夫である。

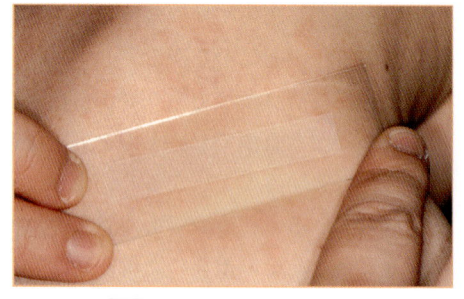

図3.3.1　両面テープ法
両面テープをスライドグラスに貼り付け，テープ面を皮膚病変部に密着させ，鱗屑などの検体を採取する。

> **採取のPoint**
> 両面テープで検体を採取した場合は，型通りKOH液を滴下した後，カバーグラスをかけて直接鏡検を行うが，片面テープをスライドグラスに押し付けた場合は，片面テープの下にKOH液をたらし込んで，そのまま直接鏡検を行う。

用語　ジメチルスルホキシド（dimethylsulfoxide；DMSO）

● 3. 真菌培養

　一般に皮膚真菌症では，真菌培養の陽性率は低く，とくに爪白癬では検体の採取者にもよるが，真菌培養陽性率は20％にも満たないことが多い。そのため真菌培養を行うのは研究目的など特殊な場合に限られるが，頭部白癬では皮膚糸状菌が寄生した病毛はすでに脱落していることが多いので，頭部白癬を疑う場合は真菌培養を行ったほうがよい。

　深在性真菌症の場合は，診断を確定するためには生検材料からの真菌培養が必要であるが，このときに重要なことは，<u>生検材料を細かく切り，小さな検査材料にしてから多くの培地に接種すること</u>である。生検材料をそのまま培地に植えると，培地に接する検体の面積が少ないため，培養されないことが多いからである。これは真菌培養に限らず，他の培養でも同様である。

3.3.2　皮膚真菌症からの検体採取法

● 1. 皮膚糸状菌症（白癬）

　皮膚糸状菌はケラチンを栄養源とする真菌（keratinophilic fungi）の1群で，ケラチンが豊富な皮膚の角層や角層が変化した毛や爪に寄生するので，真皮や内臓に寄生することは極めて稀である。そして皮膚糸状菌による感染症は皮膚糸状菌症とよばれ，わが国では，白癬，黄癬，渦状癬に分類されているが，欧米では黄癬，渦状癬は白癬に含まれている。

　ヒトの皮膚には髪の毛や髭などの硬毛が生えている部位と軟毛（産毛）が生えている部位が存在し，産毛が生えている部位を生毛部，手のひらや足の裏など産毛が生えていない部位は非生毛部とよばれる。そして白癬は，皮膚糸状菌の寄生する部位によって表3.3.1のように分類されているが，皮膚糸状菌が角層，毛，爪に留まる浅在性白癬と，皮膚の深部（真皮・皮下脂肪織），内臓に寄生する深在性白癬に大別されている。深在性白癬は極めて稀な病型であるが，わが国では皮膚糸状菌は毛・毛包内に留まるが，毛包周囲に強い化膿性炎症を来した浅在性白癬，つまりケルスス禿瘡，白癬性毛瘡（髭が侵された白癬）まで深在性白癬として扱われてきた。現在，これらは「"広義の"深在性白癬」あるいは「炎症性白癬」として浅在性白癬の範疇で理解されている。

3章 皮膚・表在組織

表3.3.1 白癬の分類

分類	感染部位			その他	病名
浅在性白癬	角層	非生毛部	手		手白癬
			足		足白癬
		生毛部	股部		股部白癬
			体部		体部白癬
			顔		顔面白癬
	爪				爪白癬
(広義)深在性白癬	毛	毛髪		毛包周囲炎(−)	頭部(浅在性)白癬
				毛包周囲炎(+)	ケルスス禿瘡
		鬚毛		毛包周囲炎(+)	白癬(菌)性毛瘡
		生毛		毛包周囲炎(+)	生毛部深在性白癬
深在性白癬	真皮・皮下脂肪織				白癬(菌)性肉芽腫

(1) 生毛部白癬

生毛部白癬は産毛が生えている部位に生じた白癬で，発症部位により，股部白癬(図3.3.2)，体部白癬(図3.3.3)に分類されている。また欧米では顔面白癬(図3.3.4)を独立して扱うが，わが国ではこれを体部白癬に含めることが多い。

①症 状

中心治癒傾向のある環状の皮疹で，辺縁の環状疹に小水疱や紅色小丘疹が堤防状に配列する。軽度の粃糠様落屑が付着し，瘙痒を伴う。副腎皮質ステロイドの投与などを受けていると，炎症症状が抑えられ，環状疹や中心治癒傾向がはっきりしないことがある。このような白癬は異型白癬(図3.3.4)とよばれ，とくに顔面に生ずることが多い。

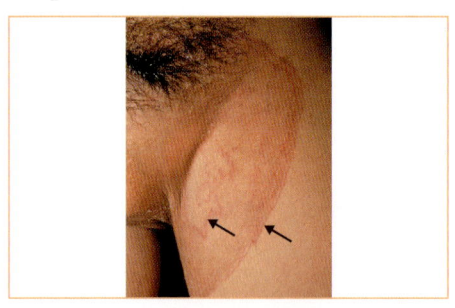

図3.3.2 *Trichophyton rubrum*による股部白癬
辺縁の環状皮疹(矢印)の鱗屑を切れないメスでこそぎ取るか，セロハンテープで採取する。

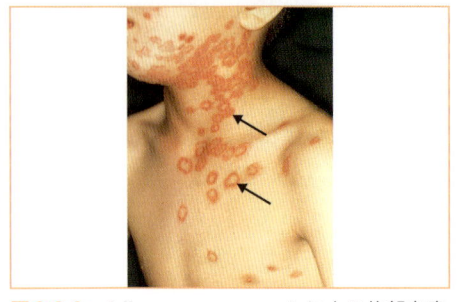

図3.3.3 *Microsporum canis*による体部白癬
犬，猫に寄生している*Microsporum canis*は感染力が強く，矢印のように小型の環状皮疹が多発することが多い。

✎ 用語　紅色白癬菌(*Trichophyton rubrum*)，イヌ小胞子菌(*Microsporum canis*)

②検体採取法

　病変辺縁の環状に並ぶ丘疹の頂点の角層や小水疱蓋を検査材料とする。具体的にはこの部位を刃先の鈍なメスでこそぎ取って検査材料とすれば，真菌培養の陽性率も高い。あるいはセロハンテープ法で検体を採取してもよい。

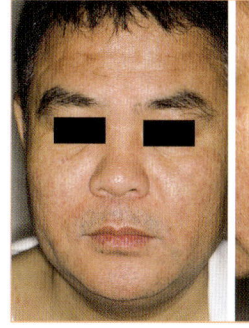

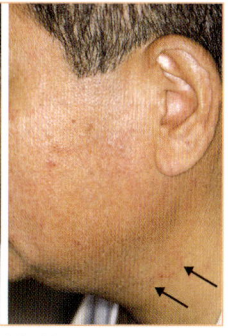

図3.3.4　顔面白癬（異型白癬）
湿疹と誤診され，長期にわたってステロイドの内服が行われていた顔面白癬である。ステロイドの投与が行われると炎症が抑えられて，環状の皮疹がはっきりしなくなる（異型白癬）。左図のように顔の正面から見ると皮疹は明瞭でないが，右図のように横顔を見ると，環状の皮疹（矢印）がうっすらと見える。この環状の皮疹から検体採取を行う。

(2) 足白癬

　わが国では，足白癬を小水疱型（汗疱型），趾間型，角質増殖型に分類し，足背に生じたものは体部白癬とされている。しかし欧米では，足背に生じた白癬も足白癬に含めている。

①症　状

a) 小水疱型（汗疱型）

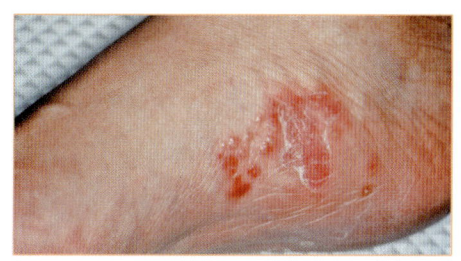

　帽針頭大から粟粒大の透明かつやや粘稠な内容を含む小水疱が散在あるいは集簇してみられ（図3.3.5），ときに膿疱化することがある。小水疱が破れると辺縁に鱗屑が付着する（図3.3.6）。好発部位は足蹠，とくに足穹窿部，足趾の付け根，足縁で，足趾腹，足踵に生ずることもある。瘙痒は必発ではなく，梅雨時に皮疹が生じ，秋には自然に消失することが多い。

図3.3.5　小水疱型の足白癬
水疱蓋を眼科用曲剪刀で切り取り，それを直接鏡検すれば，ほぼ100％真菌がみつかる。

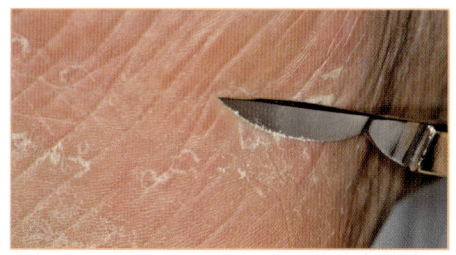

図3.3.6　水疱が破れて水疱辺縁に鱗屑が付着する小水疱型足白癬
辺縁に付着する鱗屑を切れないメスでこそぎ取り，それを検査材料とする。

b）趾間型

　足白癬のうちこの病型が最も多く，趾間部から趾側面にかけて薄い小葉状の鱗屑が付着し軽度の発赤は伴うものの，浸潤のみられない乾燥型（図3.3.7）と，趾間部が湿潤し，皮膚が白色に浸軟する湿潤型（図3.3.8）に分けられる。湿潤型では一般に発赤の程度が強く，糜爛・皸裂を伴うこともある。また，趾間の傷口から細菌が感染し，蜂窩織炎，リンパ管（節）炎を来すことがある。瘙痒は乾燥型よりも湿潤型が強いが，瘙痒を訴えないことが多い。趾間型も冬季には症状が軽快する。

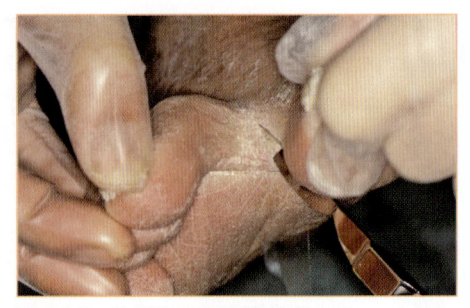

図3.3.7 乾燥型の趾間型足白癬
皮膚病変の辺縁で，皮膚から完全に遊離していない鱗屑を切れないメスでこそぎ取り，それを検査材料とする。

c）角質増殖型

　最も頻度の少ない病型である。瘙痒はあっても軽く，臨床的にはヒビ，アカギレと区別しにくい。ほぼ100％が爪白癬を合併している。本病型の特徴は足蹠から足趾全面にわたるびまん性の角質増殖と落屑性紅斑がみられ，慢性に経過し，季節的消長がみられず，起炎菌はほぼ*Trichophyton rubrum*に限られる。角質増殖や発赤の程度はさまざまであるが，小水疱が認められることはない（図3.3.9）。近年この角質増殖型足白癬は拡大解釈され，機械的刺激などによって生じた角質増殖部位に発症した小水疱型足白癬も，角質増殖型と称されることがある。しかし本来の角質増殖型足白癬は，足蹠から足趾全面にわたるびまん性の角質増殖と落屑性紅斑が左右対称性にみられるもので，小水疱がみられることはない。

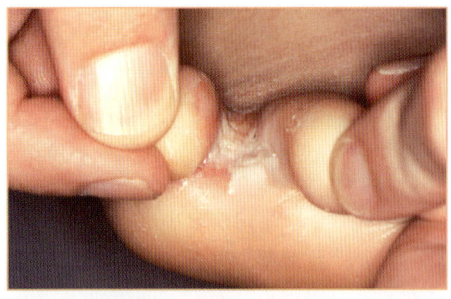

図3.3.8 湿潤型の趾間型足白癬
病巣辺縁の鱗屑を採取する。

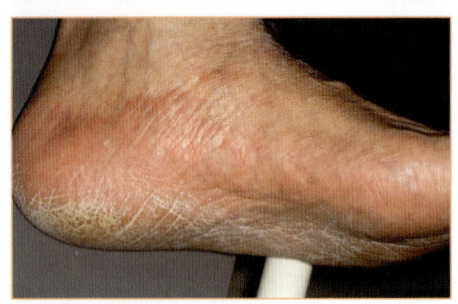

図3.3.9 角質増殖型足白癬
真の角質増殖型足白癬は両足底全体にびまん性の角化が認められ，軽度の紅斑を伴う。

3.3 皮膚真菌症

②検体採取法

　小水疱が存在する場合は，水疱蓋を眼科用曲剪刀で切り取り，それを検査材料とする。水疱蓋を直接鏡検すれば，ほぼ100％菌要素を確認できるので，水疱蓋を採取しても皮膚糸状菌がみえない場合は，足白癬を否定してよい。アルコール綿で皮膚表面を拭くと，小水疱の発見が容易となるが，それでも小水疱が発見できない場合は，水疱が破れて辺縁に付着している鱗屑を検査材料とする(図3.3.6)。しかし皮膚から完全に遊離している鱗屑では，菌要素がみつからないことが多いので，皮膚に付着している鱗屑を刃先の鈍なメスでこそぎ取って検査材料とする。ただし遊離している皮をピンセットでむしり取ると真皮まではがれ，ときに真皮に存在する繊維成分が混在するため，直接鏡検所見を見誤ることがあるので注意する。

　趾間型足白癬も同様で，病変中央には真菌がいないことが多いので，皮膚病変の辺縁の鱗屑（皮膚から完全に遊離していないもの）を検査材料とする(図3.3.7)。角質増殖型では皺襞の角層をメスでこそぎ取って検査材料にする。2～3回直接鏡検を行って真菌がみつからない場合は，真菌陰性とする。

> **採取のPoint**
> 　小水疱が存在する場合は，水疱蓋を眼科用曲剪刀で切り取り，小水疱が発見できない場合は水疱が破れて辺縁に付着している鱗屑を検査材料とする。角質増殖型では皺襞の角層をメスでこそぎ取る。

(3) 手白癬 (tinea manus)

　手背に生じた場合は，体部白癬に含め，手掌，手指，指間に生じた白癬のみを手白癬とよんでいる。

①症　状

　手背に生じた場合は，生毛部白癬のような中心治癒傾向がある境界鮮明な環状の湿疹様病変(図3.3.10)で，強い瘙痒がある。手掌では手掌全体が角化して硬く，乾燥性で，粃糠様落屑を伴う角質

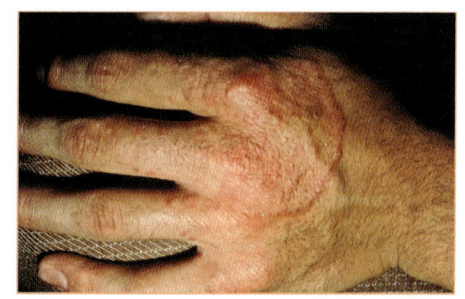

図3.3.10　手背に生じた手白癬
体部白癬と同様に中心治癒傾向のある環状皮疹を呈し，強い痒みを訴える。

43

増殖型の病型を呈することが多い（図3.3.11）。手白癬の頻度は少なく、足白癬を基盤に発症するため、足白癬を合併していることが多い。

②検体採取法

手背は生毛部白癬と同じで、手掌の白癬は足白癬に準ずる。

図3.3.11 手掌に生じた手白癬
掌蹠全体の角化が目立ち、角質増殖型足白癬に似た臨床像を示す。通常指先の皮膚が侵されることはない。

(4) 爪白癬

英国皮膚科学会では、爪真菌症を遠位・側縁爪甲下爪真菌症（DLSO）、近位爪甲下爪真菌症（PSO）、表在性白色爪真菌症（SWO）、カンジダ性爪真菌症（candidial onychomycosis）、全異栄養性爪真菌症（TDO）の5種類に分類しており、現在この分類が国際的に受け入れられている。これらのうち、TDOは爪真菌症が進行し、爪甲全体に病変が及んだものである。したがって爪白癬の病型分類はDLSO、PSO、SWOとなる。これらの病型はお互いに合併することもあるが、PSOとSWOは稀でDLSOが爪白癬の大部分を占める。

DLSOは真菌が爪の先もしくは辺縁から侵入して生じたものである（図3.3.12）。PSOは爪の根元から真菌が侵入したもので（図3.3.13）、欧米ではAIDSの患者に多いといわれているが、わが国では必ずしもAIDS患者に多いわけではなく、糖尿病など指趾の循環不全がある患者に多い。またSWO（図3.3.14）

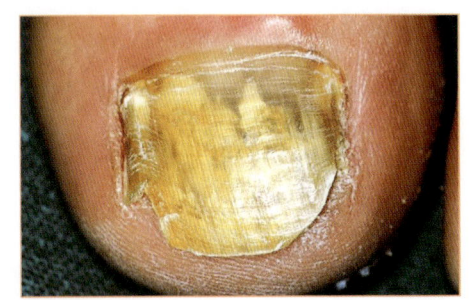

図3.3.12 遠位・側縁爪甲下爪真菌症（DLSO）

は真菌が爪表面から感染したもので、皮膚科外来での頻度は少ないが、高齢者施設などでは、SWOが数多くみられることがある。

📝**用語** 遠位・側縁爪甲下爪真菌症（distal and lateral subungual onychomycosis；DLSO）、近位爪甲下爪真菌症（proximal subungual onychomycosis；PSO）、表在性白色爪真菌症（superficial white onychomycosis；SWO）、全異栄養性爪真菌症（total dystrophic onychomycosis；TDO）

①症　状

　爪白癬の症状は，爪甲の肥厚（爪甲下角質増殖）と混濁を主徴とし，種々の程度の変形や崩壊を伴う。爪囲炎の合併は稀で，自覚症状はない。爪白癬の大部分を占めるDLSOは初期の頃は爪甲表面の光沢は保たれるが，進行すれば爪表面の光沢が失われることもある。爪白癬はしばしばさまざまな疾患，たとえば尋常性乾癬に伴う爪病変（図3.3.15）や爪甲異栄養症（Onychodystrophy）（図3.3.16）などと誤診されている。DLSOと他の爪疾患との鑑別としては，以下のことがあげられる。①手の爪だけのDLSOはなく，②DLSOでは臨床的に爪は肥厚し，a）爪表面は光沢があり正常に近いが，b）爪甲下はボロボロし，粉状となっている。

②爪白癬の病態からみた検体の採取部位

　DLSOでは皮膚糸状菌は足白癬病巣の角層から爪床を伝わるようにして侵入し，爪の基部に向かって増殖する（図3.3.17）。爪は皮膚糸状菌の栄養源であるケラチンが豊富な部位であるが，水分含有量が少ないという欠点を有している。そのため皮膚糸状菌は爪組織の中で，最も水分含有量が高い爪床に寄生し，爪の根元に向かって侵入する。しかし爪床の爪は，成長とともに爪甲の先端および爪の上方に移動するので，爪床に存在する皮膚糸状菌も同じように移動する。その結果，皮膚糸状菌が存在する爪甲は混濁・肥厚し，爪甲下角質増殖が生ずるようになり，爪甲下は脆くなる。爪甲下角質増殖部が崩壊すると爪甲剥離の状態となる（図3.3.17）。また爪に寄生

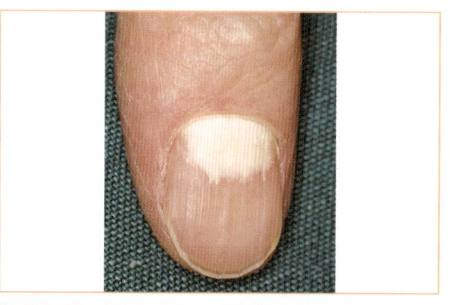

図3.3.13　近位爪甲下爪真菌症（PSO）

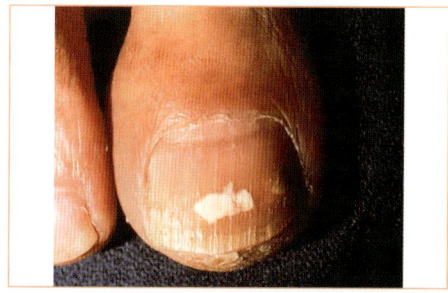

図3.3.14　表在性白色爪真菌症（SWO）

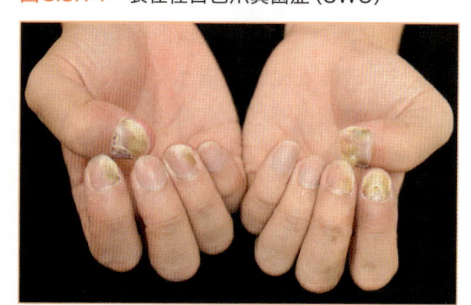

図3.3.15　尋常性乾癬患者にみられた爪病変
爪甲剥離，爪の変色，爪の欠損などがみられる。

した皮膚糸状菌は，爪の伸長とともに爪甲の下層から上層あるいは爪の先端部に押し上げられるように移動するが，それらの真菌は栄養状態が悪いため変性していることが多く，培養しても陰性のことが多い。また爪の先端部や爪の表面には，時間が経たないと真菌は移動しないことが多いので，爪切りで爪甲剥離部位や爪の先端部を除去し（図3.3.18），できるだけ正常部に近い爪病変部の下側（皮膚側），つまり爪床を採取して検査材料とする（図3.3.17）。爪の奥深くを採取できない場合は，爪甲剥離の下に存在する爪床を採取してもよい（図3.3.19）。また爪白癬が進行し，爪の表面が粗造となった場合は，爪の表面にも真菌の存在を確認できる。一方SWOは爪甲下角質増殖が目立たず，爪甲の点状ないし斑状の白濁がみられる（図3.3.14）。この場合，白濁した爪の表面をメスで削り取って，それを検査材料とすればよい（図3.3.20）。ただしSWOでは直接鏡検で大型の胞子が多数認められ，菌糸が見えないことがある。いずれにせよ<u>直接鏡検で真菌が陰性の爪真菌症はないということを肝に命じておく必要がある</u>。

図3.3.16　爪甲異栄養症（Onychodystrophy）
爪の混濁・肥厚，爪表面の粗造化がみられるが，この症例では爪切りで切っても，爪甲下がボロボロしていない。

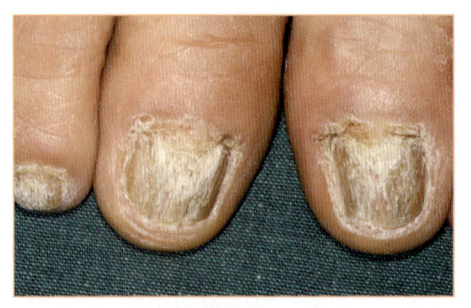

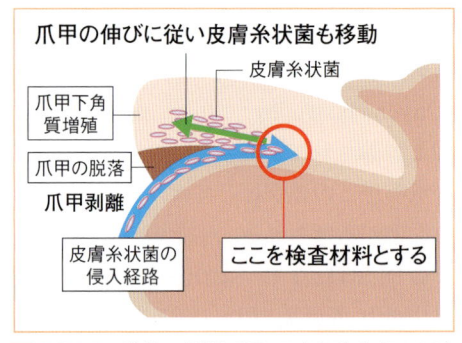

図3.3.17　遠位・側縁爪甲下爪真菌症（DLSO）の発症機序と検体採取部位

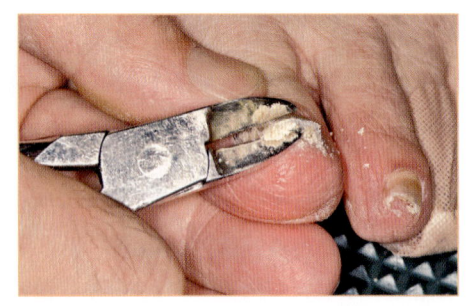

図3.3.18　遠位・側縁爪甲下爪真菌症（DLSO）の爪甲剥離部位をニッパー型爪切りで除去しているところ
DLSOでは爪表面は正常に近いが，爪甲下はボロボロして粉状になっているのがわかる。

3.3 | 皮膚真菌症

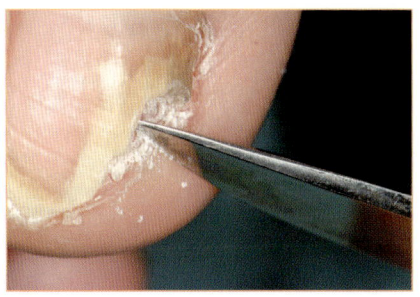

図3.3.19 遠位・側縁爪甲下爪真菌症（DLSO）における検体採取部位
健康爪と混濁爪の境界に近い部位の爪床（皮膚側の爪）を採取する。

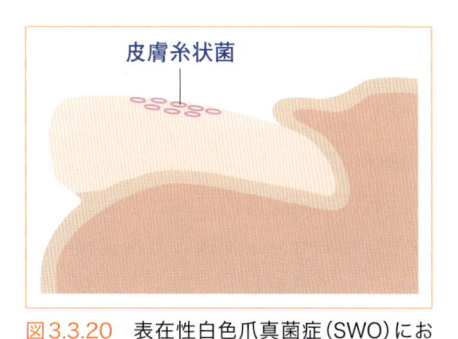

図3.3.20 表在性白色爪真菌症（SWO）における白癬菌の寄生する部位
直接鏡検で大型の胞子が多数見えることがある。

採取のPoint　DLSOは，爪切りで爪甲剥離部位や爪の先端部を除去し，できるだけ正常部に近い爪病変部の下側（皮膚側），つまり爪床を採取して検査材料とする。爪の奥深くを採取できない場合は，爪甲剥離の下に存在する爪床を採取してもよい。

(5) 頭部白癬

わが国では皮膚糸状菌が頭髪に寄生した白癬を，毛包周囲に強い化膿性炎症を伴ったケルスス禿瘡と，そうでない頭部浅在性白癬の二種類に分類しており，頭部白癬といえば，通常は頭部浅在性白癬を指すことが多い。しかし欧米では両者をまとめて頭部白癬と称し，黄癬も含まれる。

①症　状

頭部浅在性白癬は被髪頭部に大小種々の類円形の境界明瞭な粃糠様落屑が著しい局面を形成し，病巣内の毛は白変または折れやすくまた抜けやすいため，しばしば脱毛斑となる（図3.3.21）。病毛が毛穴部で断折し，残った病毛が黒い点状にみえるものを black dot ringworm（図3.3.22）といい，毛内菌（*Trichophyton violaceum*, *Trichophyton tonsurans* など）感染による。炎症症状は弱く，また自覚症状も少ない。

一方ケルスス禿瘡は，頭部浅在性白癬の経過中に，菌が経毛包性に下行して真皮内毛包部で増殖し，その結果毛包が破壊され，毛包周囲に強い急性浸潤性炎症を生じたものである。大部分はステロイドの誤用による。症状は毛包炎様小膿疱で初発し，大小種々の硬結や膿瘍が形成され，これらが融合して肉芽腫性脱毛局

47

面となる（図3.3.23）。自発痛，圧痛があり，所属リンパ節が腫脹することもある。

②検体採取法

　診断は病巣皮膚内に残存している毛をピンセットで抜き直接鏡検を行う。頭髪をむしり取ると正常な毛髪を抜いてしまう恐れがあるため，刃先の鈍ったメスで患部を擦り，菌が寄生した毛髪，切れ残った毛髪および鱗屑を採取する。胞子または菌糸に侵された毛髪または鱗屑が認められれば診断は確定し，直接鏡検で胞子の大きさと菌が毛幹の毛小皮下（毛内菌）か毛幹周囲（毛外菌）に寄生しているかをみることにより原因菌の推定もある程度可能である。ただし罹患した毛は脱落していることが多いので，残存している毛を採取しても直接鏡検が陰性のことも多い。そのため，頭部白癬を疑う場合は真菌培養を行ったほうがよい。

　真菌培養には病毛を検査材料とするのが確実であるが，他に湿らせたガーゼで患部を擦る，あるいはプラスチック製で無菌の使い捨て歯ブラシ，ヘアブラシなどで軽く10回擦るといった検体の採取方法がある。これらのうち，ヘアブラシ法（図3.3.24）の検出率が高い。

　ケルスス禿瘡では皮膚糸状菌が寄生した病毛はすでに脱落していることが多いので，直接鏡検をしても皮膚糸状菌はみつからないことが多い。そのため，生検

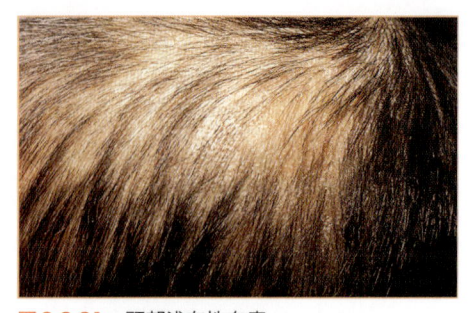

図3.3.21　頭部浅在性白癬
大小種々の脱毛斑と脱毛斑内に枇糠様落屑がみられるが，自覚症状はほとんどない。

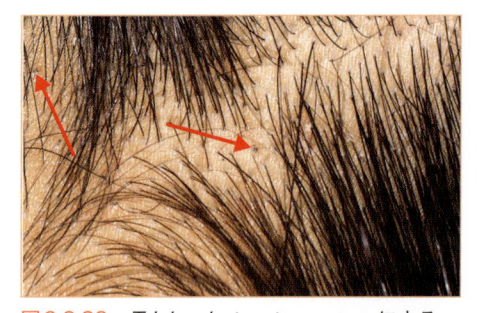

図3.3.22　*Trichophyton tonsurans*による black dot ringworm（頭部白癬）
毛が根本で抜けて，残っている毛が黒点のようになっている白癬をblack dot ringwormという。自覚症状はない。

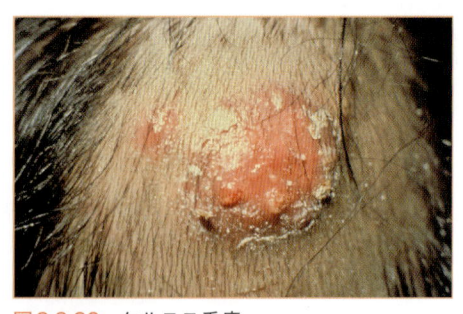

図3.3.23　ケルスス禿瘡
ケルスス禿瘡の大部分は，この症例のように誤診によりステロイドを外用されて生じたものである。

3.3 | 皮膚真菌症

材料を培養すると同時に病理学的検索に供する。また膿があれば細菌検査用の綿棒を湿らせて膿疱から検体を採取し，培養プレート上に接種する。また膿のスメアをPAS染色すると，顕微鏡で真菌を発見することができる。

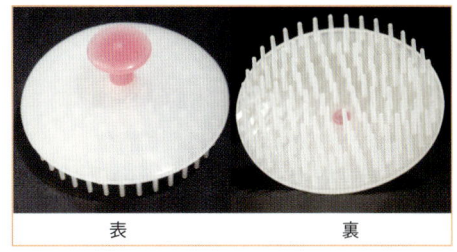

図3.3.24　頭部白癬の真菌培養の際に使用するヘアブラシ
病変部の頭皮をヘアブラシで10回程度擦り，ブラシの先を培地に差し込んで培養する。

> **採取のPoint**　刃先の鈍ったメスで患部を擦り，菌が寄生した毛髪，切れ残った毛髪および鱗屑を採取する。

(6) 深在性白癬

表在性白癬を合併していることもあるが，表在性白癬を合併していない場合は，生検材料を真菌培養する。

● 2. カンジダ症

*Candida*は消化管，膣，口腔，咽頭などの粘膜や健常皮膚（とくに腋窩，陰股部などの間擦部位）の表面にしばしば常在菌として定着している。したがって*Candida*が培養されたからといって，カンジダ症と断定はできない。直接鏡検にて*Candida*と思われる菌要素（ぶどうの房状の出芽型分生子集団や仮性菌糸）を証明することが，カンジダ症の診断に必要である。ただし稀な病型である爪カンジダ症や角質増殖型の皮膚カンジダ症，食道カンジダ症では出芽型分生子がみられず，菌糸形の直接鏡検像を示すことが多い。

用語　カンジダ（*Candida*）

(1) 皮膚カンジダ症
①症　状
　皮膚カンジダ症の基本的病型は，皮膚と皮膚の擦れ合う間擦部位（陰股部，臀溝，頸項部，腋窩，乳房下部など）に境界鮮明な紅斑が形成され，紅斑の辺縁にはオブラート状の薄い鱗屑が付着する。さらに紅斑の周囲に粟粒大の汗疹様の紅色丘疹や膿疱が散在することが多い（これらの紅色丘疹や膿疱を衛星病巣という）(図3.3.25)。軽い瘙痒あるいは疼痛を訴えることがある。稀な病型であるカンジダ性爪真菌症(図3.3.26)は爪白癬と臨床的に鑑別が困難であるが，爪白癬と異なり，手の爪に限られることが特徴である。

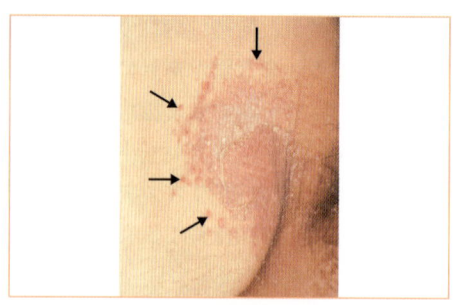

図3.3.25　カンジダ性間擦疹
皮膚カンジダ症の一種で，股部白癬と異なり中心治癒傾向はなく，びまん性の紅斑で辺縁に薄皮が付着している。矢印は衛星病巣を示す。

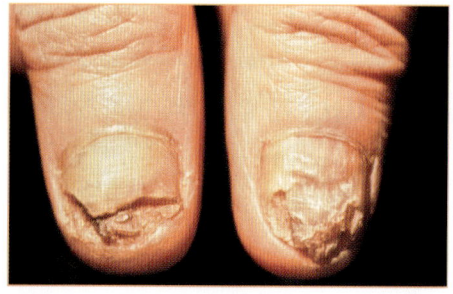

図3.3.26　カンジダ性爪真菌症
検体の直接鏡検では，カンジダに特有な分芽胞子集団がほとんどみられないため，爪白癬と区別できないが，ほぼ手の爪に限られることが爪白癬と異なる点である。

②検体採取法
　病巣辺縁の皮をピンセットなどで剝くと，オブラート状にはがれるのが特徴で，これを検査材料とする。あるいは衛星病巣の膿疱蓋をピンセットで剝がしてもよい。あるいはセロハンテープを用いて検体を採取してもよい。カンジダ性爪真菌症の検体採取法は爪白癬と同じである。

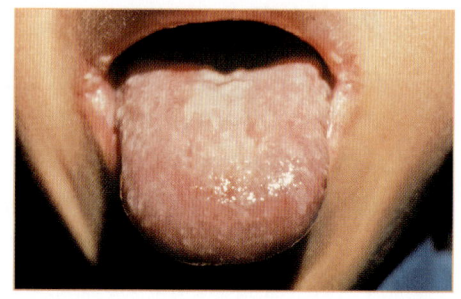

図3.3.27　舌カンジダ症とカンジダ性口角糜爛症
舌に不規則地図状の白苔が付着し，口角には白苔と糜爛がみられる。

(2) 粘膜カンジダ症
①症　状
　粘膜カンジダ症は口腔粘膜あるいは舌に白色の偽膜あるいは白苔が散在性あるいは融合性に付着し，多少の炎症性潮紅を伴う(図3.3.27)。白苔は容易に剝離さ

3.3 皮膚真菌症

れ，剥離すると赤い糜爛面となることが多い。口角糜爛症（candidal perleche；口角部に白色浸軟，亀裂，糜爛，痂皮などが生じ，開口時に疼痛を訴えることがある）を伴うことがある（図3.3.27）。

②検体採取法

舌や口腔粘膜に付着している白苔をピンセットで剥がして検査材料とする。あるいは舌圧子や綿棒，メスなどで白苔を擦過して採取してもよい。

3. マラセチア感染症

皮膚には種々の *Malassezia* が常在しており，これらの病原性に関してはまだ十分解明されていない。今のところ *Malassezia* による確実な感染症は，癜風とマラセチア毛包炎（同義語：ピチロスポルム毛包炎，マラセチア痤瘡）である。また脂漏性皮膚炎も *Malassezia* との関連が指摘されている。

(1) 癜　風

①症　状

癜風は春から夏にかけて発症することが多く，青壮年，とくに20歳前後に多発する。主に頸部，躯幹（主に前胸部，上背部），上肢に境界鮮明な粃糠様鱗屑を伴う淡褐色斑（黒色癜風）あるいは脱色素斑（白色癜風）が多発する（図3.3.28）。自覚症はないが，放置すると色素沈着あるいは色素脱失を残す。病変部をメスで擦ると，思いのほか多量の粃糠様鱗屑がみられるのが特徴である（図3.3.29）。

②検体採取法

病変部をメスでこそぎ落とした鱗屑を検査材料とする。あるいはセロハンテープを用いて検体を採取してもよい。

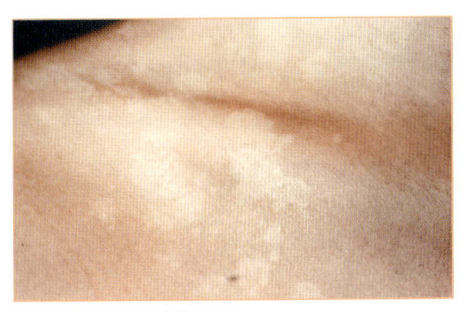

図3.3.28　白色癜風
自覚症状のない境界鮮明な脱色素斑が多発している。

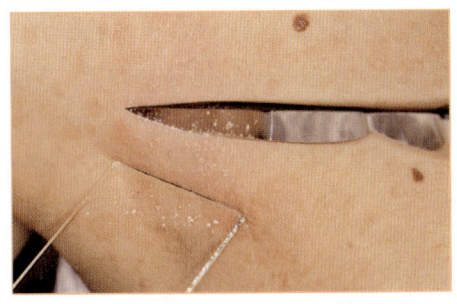

図3.3.29　黒色癜風の皮疹をメスで擦ったところ
癜風では切れないメスで表面を擦ると，予想外に多くの鱗屑がみられるのが特徴で，この鱗屑を直接鏡検すると，分芽胞子集団と短冊様の太くて短い菌糸がみられる。

(2) マラセチア毛包炎
①症　状
　マラセチア毛包炎は毛孔に一致した紅色丘疹ないし膿疱性丘疹で，臨床的に尋常性痤瘡（ニキビ）に似るが，皮疹は痤瘡より大型で，光沢がある（図3.3.30）。また面皰（毛穴が詰まって，白もしくは黒く見える点）はマラセチア毛包炎では通常みられない。ステロイドの外用によって生ずることが多く，皮疹は多発する。

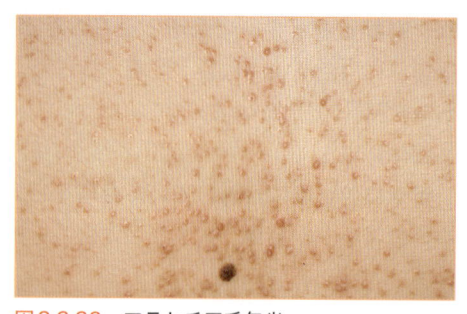

図3.3.30　マラセチア毛包炎
尋常性痤瘡（ニキビ）に似るが，皮疹はやや大型で光沢を有し，ニキビにみられる面皰はみられない。

②検体採取法
　毛包炎の中央を注射針で穿刺し，内容物を滅菌綿棒で採取して，スライドグラスに塗抹する。塗抹標本をPAS染色やメチレンブルー染色するか，ズームブルー液で染めると，小型の胞子がみえる。ただしズームブルー液で染める場合は，30〜60分染色し，視野を明るくして観察しないと胞子はみえない。

● 4. 黒色真菌感染症

　自然界には細胞壁にメラニン色素を有しているために培地上で暗色にみえる真菌が多く存在し，これらは黒色真菌と総称されている。これらの黒色真菌による感染症を黒色真菌感染症とよぶが，黒色真菌感染症の分類，病名，定義に関しては多少の混乱がある。一応，組織内菌要素がsclerotic cell（硬壁細胞：暗褐色，厚壁，円形ないし多角形の大型細胞で，隔壁により分割される）やmuriform（城壁様）cellがみられるものをクロモブラストミコーシス（黒色分芽菌症）またはクロモミコーシス，sclerotic cellやmuriform cellがなく，暗〜淡褐色の細胞壁を有す有壁性菌糸，胞子連鎖がみられるものをフェオヒフォミコーシス（黒色菌糸症）またはphaeomycotic subcutaneous cystとよんでいる。
　ほかにも，菌腫の一部や（手掌）黒（色）癬，黒色砂毛，アルテリナリア症も黒色真菌によって生ずるため，広義の黒色真菌感染症である。なお，muriform cellとsclerotic cellの違いは，前者は縦横に2面以上の隔壁を有するもの（4分割以上のもの）と定義されているのに対し，sclerotic cellは分割が4個未満でもよい点にあるが，基本的に同じと考えてよい。

3.3 皮膚真菌症

(1) クロモ（ブラスト）ミコーシス
①症　状
　皮膚病変は通常単発で，早期には紅色丘疹，紅色落屑性局面で(図3.3.31)，次第に拡大し浸潤性隆起性局面や，腫瘤状ないし乳嘴状増殖性局面となる(疣状皮膚炎)。自覚症はほとんどない。周辺に娘病巣，遠隔部位に自家接種性病変を呈することもあるが，リンパ節，中枢神経，内部諸臓器に転移性病変を生ずることは比較的稀である。

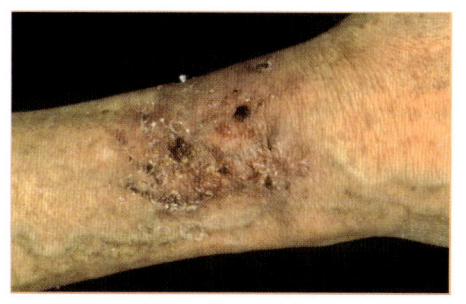

図3.3.31　クロモ（ブラスト）ミコーシス（黒色分芽菌症）
病変部の鱗屑を切れないメスでこそぎ取って検体とする。病変部であれば，どの鱗屑を採取してもよい。

②検体採取法
　病変部の鱗屑を直接鏡検の検査材料とすると，褐色の菌糸やsclerotic cellがみつかる。

(2) フェオヒフォミコーシス
①症　状
　臨床的に皮下型と全身型に大別され，前者は外傷を受けやすい皮下に数cm以下の硬結ないし膿瘍を形成することが多い。膿瘍性病変は切開，排膿，掻爬のみで治癒することもある。

②検体採取法
　膿瘍を形成している場合は，**皮下の膿汁の塗抹標本を作成すると同時に膿汁を真菌培養**する。膿瘍のスメアを見るとPAS染色しなくても褐色の菌要素がみつかり，培養結果を待たずして，黒色真菌感染症と診断できる。

［渡辺晋一］

参考文献
1) 渡辺晋一，望月 隆，他：皮膚真菌症診断・治療ガイドライン，日皮会誌 2009；119：851-862.

■ 3章　皮膚・表在組織

3.3.3　検査法

● **1. 観察法**

　皮膚真菌症は皮膚科新患患者の12.3%を占め[1]，皮膚科医にとって最も遭遇する頻度の高い感染症である．したがって，一般的に皮膚真菌症の場合は検査室で直接検体を観察することは稀である．しかし，稀であるがゆえに知っておきたい基本技術でもある．

　皮膚真菌症の検査材料には痂皮（かひ），鱗屑（りんせつ），皮膚組織，爪，毛髪などがあり，これらの観察法について以下に示す．

(1) 直接鏡検に必要な用具 (図3.3.32)
①滅菌シャーレ
　検体容器代わりに利用するが，シャーレである必要はなくその他の滅菌容器を用いてもよい．
②ピンセット
　屈曲したものであれば検体を摘みやすく，背を使えばカバーグラスの圧迫が容易である．また，図3.3.32のように上に向けることで検体接触面を周囲に接触させることはない．

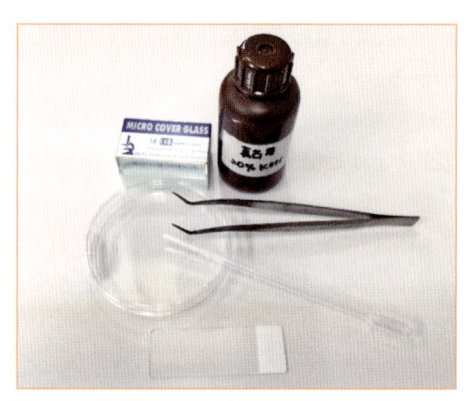

図3.3.32　直接鏡検に必要な用具

③スライドグラス
　検体取り違えのないよう患者名などの記載が可能なものを用いる．
④カバーグラス
　検体に合った大きさのものを用いるが，細かな鱗屑などはセロテープに付着させて，そのままスライドグラスに貼り付けるとカバーグラス代わりになる．
⑤スポイト
　水酸化カリウム（KOH）液の接種に用いる．
⑥KOH液（包埋液）
　濃度は10%または20～40%で用いるが，強アルカリ性液で細胞間脂質を溶解し

細胞を解離させることによって寄生した真菌を観察可能にする。

(2) 標本作製

痂皮や鱗屑はスライドグラスに一片を置き，KOH液を1～2滴落とし，カバーグラスを被せて数十分間静置しておく，その際にアルコールランプやガスバーナーで優しく加温すると融解しやすくなる。

その他の皮膚組織はシャーレ内でメスなどを使い小さく刻んで同様に処理する。爪，毛髪は融解が困難なので20～40% KOH液を用いて加温する。それでも組織が壊れにくい場合に40%ジメチルスルホキシド（DMSO）を加えると角質などの融解が進みやすくなる。

(3) 顕微鏡操作 (図3.3.33)

顕微鏡操作の詳細は他書に譲るとして，ここでは基本的な観察順序を解説する。はじめに眼幅調整，視度調整を行い，対物レンズを低倍率（10×）にして粗動，微動ハンドルで標本にピントを合わせる。

この際，コントラストをつけるためコンデンサを下げ，開口絞りを絞る。高倍率（40×）で観察する際はコンデンサを上げ，開口絞りを開ける。

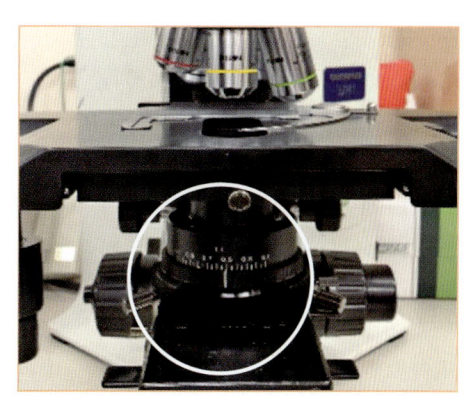

図3.3.33 コンデンサの上下・光量調整

[大塚喜人]

● 2. 直接鏡検所見

直接鏡検は，皮膚真菌症の99％以上を占める浅在性皮膚真菌症が対象となる。そして99％以上は皮膚糸状菌，*Candida*，*Malassezia*などの真菌が原因菌である[2]。これら真菌の特徴について述べる。

(1) 皮膚糸状菌

皮膚糸状菌は，分岐性で隔壁のある菌糸として観察され（図3.3.34, 3.3.35），ときにこれら菌糸がフラグメント化して数珠状ないしは樽形の連続した分節胞子などが観察される（図3.3.36）。

毛髪に寄生している場合，胞子の大きさと菌が，毛幹の毛小皮下（毛内菌：*Trichophyton* など）または毛幹周囲（毛外菌：*Microsporum* など）（図3.3.37）に寄生しているかで原因菌の推定がある程度可能である。したがって検体を押し潰さないことが大切である。

爪白癬からの検体の場合には角質の溶解には時間を要する。真菌要素はほかに比べて少ない場合が多く注意深い観察が必要になる。爪白癬では，胞子や短い菌糸が塊になって観察されることがある。

(2) *Candida*

Candida の場合比較的細い仮性菌糸と胞子集団と少数の比較的細めの仮性菌糸（図3.3.38）が観察され，しばしば桑実状の分芽胞子集団が観察される。また出芽型分生子が少ない場合や，出芽型分生子を見落とすと，皮膚糸状菌と間違えることもある。直接鏡検のみで両者を鑑別するのは困難なこともあり，爪カンジダ症などでは，培養が必要となる。皮膚糸状菌でも分節胞子が豊富であると，*Candida* とまぎらわしいこともあるが，皮膚糸状菌では，分節胞子が数珠状に

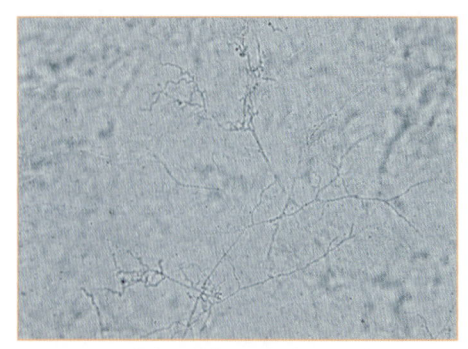

図3.3.34 皮膚糸状菌の鏡検像 10× 無染色
KOHで角質を十分融解し，10×で観察すると長い菌糸や，木の根のように枝分かれした菌糸が観察される。

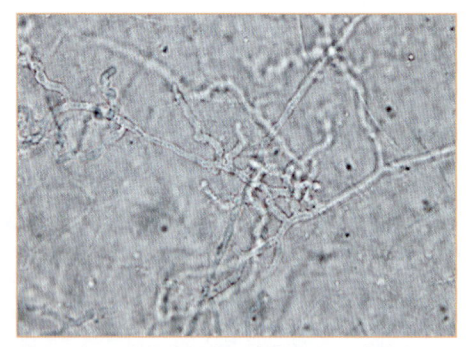

図3.3.35 皮膚糸状菌の鏡検像 40× 無染色

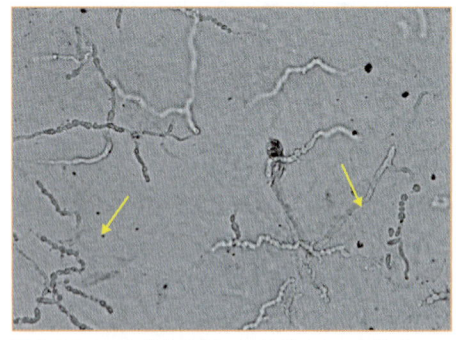

図3.3.36 皮膚糸状菌の鏡検像 10× 無染色
数珠状に連鎖した分節胞子。

3.3 皮膚真菌症

連鎖しているところがみられる。Candidaはブドウの房状に胞子がかたまり，菌糸や仮性菌糸がみられる。爪カンジダ症や角質増殖型の皮膚カンジダ症，食道カンジダ症では出芽型分生子がみられず，皮膚糸状菌類似の直接鏡検像を示すことが多い。

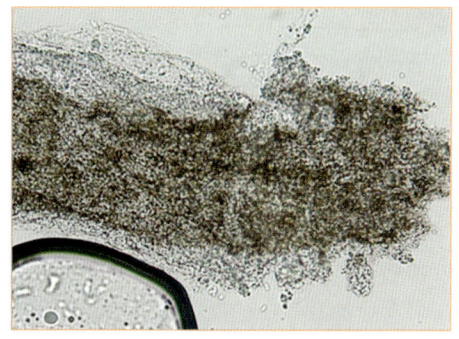

図3.3.37　KOH処理毛外胞子の顕微鏡像 40× 無染色

(3) Malassezia

癜風とマラセチア毛包炎（脂漏性皮膚炎）で異なる。癜風では，太く短冊状のわずかに屈曲した短い菌糸と球状胞子がみられるのが特徴である（図3.3.39）。マラセチア毛包炎では菌糸がなく，小型で円形〜卵形の胞子のみが観察される。胞子は，水滴や油滴とまぎらわしく，染色して高倍率で観察したほうが観察しやすい（図3.3.40）。

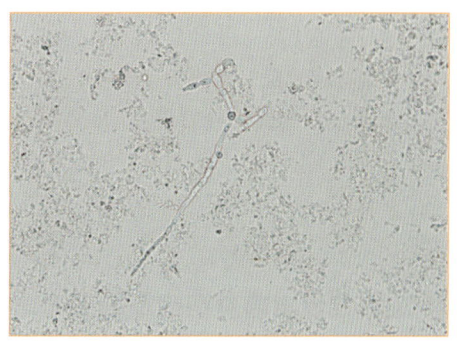

図3.3.38　candidaの鏡検像 40× 無染色
太くて短くやや屈曲した菌糸集団と丸い胞子がみられる。

(4) 真菌要素として見間違えやすいもの

動植物繊維類，真皮乳頭層まで採取した場合に混じる弾性線維，KOHの結晶，角質の細胞界壁ならびに菌様モザイクがあげられる。

①動植物繊維類の場合には，一般に菌糸よりも太く，隔壁，分岐はなく，捩れていたりループを形成していたりすることが多い。真皮内の弾性線維は分岐がなく，とぐろ状を呈する繊細な線維として認められる。角質が十分に溶解されていないと鑑別が困難になる。標本のカバーグラスをペン先などで軽く圧迫することで鑑別しやすくなる

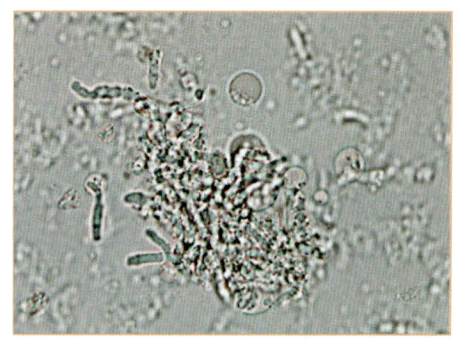

図3.3.39　癜風の鏡検像 40× 無染色
太くて短くやや屈曲した菌糸集団と丸い胞子がみられる。

■3章　皮膚・表在組織

ことがある。

　②モザイク菌とは細胞と細胞の間が菌要素のようにみえるもので，特徴は，角層細胞を取り囲むように配列し，大きさや太さも不同で，皮膚糸状菌の細胞壁と比べると壁が薄い。角質細胞がまだよく溶けていないと起こるので，十分時間をおいて角質細胞が溶けるのを待ち，検体を押し潰してから鏡検を行えば，間違えることはない。

　③皮膚採取に際し真皮まで取ってしまうと，真皮成分の混在で，菌がみえにくいことがあるので注意を要する。

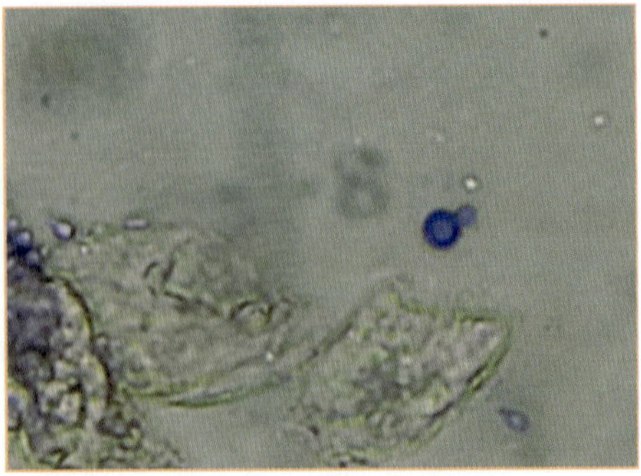

図3.3.40　マラセチア毛包炎の鏡検像
　　　　　40× パーカーインクで染色

菌糸はみられず，丸い胞子がみられる。胞子はごく小さく，無染色では気泡や油滴と区別が困難，ズームブルーや酸性メチレンブルーなど染色を施してから鏡検するとよい。

［中澤武司］

3. 表在性皮膚真菌症原因菌の培養法

　真菌症は菌糸形態をとる糸状菌あるいは酵母形態をとる酵母による感染症で，感染部位によって表在性真菌感染症と深在性真菌症に分けられる。表在性皮膚真菌症の多くは皮膚糸状菌症（白癬）であり，皮膚・粘膜カンジダ症，癜風やマラセチア毛包炎がある。稀に黒色真菌による黒癬もある。培養には真菌分離用培地を使用し，一般細菌（*Escherichia coli* など）の培養温度35℃より低い30℃前後で培養する。培養時間も一般細菌に比べ大幅に長く，数週間から数カ月間必要な場合もある。また，薬剤感受性試験は通常の検査室での実施は難しく行われていないことが多い。

(1) 表在性真菌症の主な原因菌
①皮膚糸状菌症
　皮膚糸状菌
　　・白癬菌（*Trichophyton* spp.）

✎ 用語　　大腸菌（*Escherichia coli*）

- 小胞子菌（*Microsporum* spp.）
- 表皮菌（*Epidermophyton* spp.）

② 皮膚・粘膜カンジダ症
- カンジダ（*Candida* spp.）

③ 癜　風
- マラセチア（*Malassezia* spp.）

（2）検体からの直接同定

　検体からの直接同定には分子生物学的手法を用いた検査もあるが，迅速性に優れた方法としては顕微鏡で検体を直接観察し，真菌要素（菌体）を観察する形態学的検査である直接鏡検法が一般的である。

① 直接鏡検法

　20～30% KOH液で鱗屑，爪などを溶かして真菌要素を確認する。この方法は迅速診断が可能となるので皮膚科医による検査が多い。

（3）培養検査法

　検体を培養することで菌体を得ることが可能となり，生化学的性状検査や薬剤感受性検査などの臨床に有益な検査が実施できる。しかし，培養による真菌胞子の拡散は検査室内汚染や業務感染もあり得るため慎重な検査が必要となる。胞子の拡散しやすい平板培地に比べ，試験管の斜面培地による培養がよく，培地の乾燥を防ぐためにも効果がある。

① 分離培地

　主な真菌用分離培地を表3.3.2に示す。

② 培養条件

　一般的に培養温度は25～27℃，培養期間は4週間を要す。実際には検査の負担を考え1～2週間程度とする検査室が多い。推定される菌種に応じた培養条件を設定することが必要である。また，胞子形成を促すため空気の還流があるよう培養容器の密閉は避ける。

（4）培養検査から発育した真菌の同定法

　糸状菌は形態学的，酵母は生化学性状などから同定する。

表3.3.2 主な真菌用分離培地一覧

培地名	略称	特徴
ポテトデキストロース寒天培地	PDA	種々の真菌に有用，特に糸状菌に優れている
サブローデキストロース寒天培地	SDA	古典的な培地，比較的大部分の真菌に有用だが，皮膚糸状菌には向かない（クロロマイセチン含有SDAは皮膚糸状菌に有用）
Mycosel Agar		クロラムフェニコールとシクロヘキシミドを含有，大部分の深在性真菌症には不向き．皮膚糸状菌には有用
発色酵素基質培地		*Candida* spp.や*Malassezia* spp.※のスクリーニングに有用．確定診断には不向きだが複数菌種感染で選り分ける場合は有用．培養条件が厳密に指定されている．発育自体はやや不向きな場合が多い

※：マラセチアの多くは発育に脂質要求性がある．マラセチアの発色酵素基質培地には脂質が含有されている．
ポテトデキストロース寒天培（potato dextrose agar；PDA）
サブローデキストロース寒天培地（sabouraud dextrose agar；SDA）

（亀井克彦，矢口貴志：変貌した深在性真菌症治療と必須検査　2．真菌の検査法1）
培養・同定，Medical Technology，2008；36（7）：695-700より一部改変）

①糸状菌の同定
a）形態学的検査
　培地上のコロニーの色，形態，発育日数やコロニーを掻き取り，ラクトフェノールコットンブルーで固定し，顕微鏡下の胞子形成装置や胞子の形態学的な特徴から同定する．また，スライドカルチャー法はより特徴がわかる．

②酵母の同定
a）生化学的性状検査による同定：キット化されている．
b）発色酵素基質培地による同定：スクリーニングに用いられ，最終同定には生化学的性状検査が必要である．

> **MEMO**
>
> **新たな同定法**
>
> 　質量分析による同定が近年急速に普及している．酵母の同定は従来法に比べ迅速かつ低ランニングコストである．糸状菌については前培養などが必要であるが，形態以外による同定は糸状菌の同定を得意としない検査室に有用となることから期待されている．

(5) 薬剤感受性検査
　①糸状菌：一般的な検査室では検査されていない．
　②酵母：一部の菌種はキット化されており検査可能である．

(6) 培養してはならない真菌

　輸入真菌症が疑われる場合は培養してはならない。日本に生息しない真菌による真菌感染症で，海外において感染し，日本で発症した場合に輸入真菌症という。胞子を肺へ吸入することで感染し，コクシジオイデス症，ヒストプラズマ症，パラコクシジオイデス症，マルネッフェイ型ペニシリウム症などがある。とくにコクシジオイデス症は *Coccidioides immitis*（*C. posadasii*）による感染で，健常者でも発症する最も危険な真菌感染症である。病原性と感染力が高く，培養による真菌胞子の拡散は検査室内感染や施設内感染が問題となる。これら輸入真菌症の原因真菌は疫学的に生息地が判明しているので，本性を疑うには渡航歴などの患者情報が重要となる。*Coccidioides immitis* はアリゾナやメキシコなどの半砂漠地帯が生息地であり，本性が疑われる場合は培養する前に専門機関への相談が必要である。

［村田正太］

用語　コクシジオイデス・イミチス（*Coccidioides immitis*）

参考文献

1) 日本医真菌学会疫学調査委員会（論文執筆者・委員長（当時）西本勝太郎）：真菌誌，47，103-111．
2) 笠井達也：「皮膚真菌症30年の推移—日本医真菌学会」，真菌誌　2004；45：149-164．
3) 亀井克彦，矢口貴志：「変貌した深在性真菌症治療と必須検査　2，真菌の検査法 1）培養・同定」，Medical Technology 2008；36(7)：695-700．
4) 望月　隆：「糖尿病に合併する深在性真菌症の臨床　真菌症診断法　真菌学的検査」，日本臨床　2008；66(12) 2319-2325．
5) 金子孝昌：「真菌検査法　形態学的同定検査を中心に　真菌同定の実際　I　酵母様真菌」，臨床と微生物　2011；38（増刊号）：531-536．
6) 中川卓夫：「真菌検査法　形態学的同定検査を中心に　真菌同定の実際　II　糸状菌　皮膚糸状菌」，臨床と微生物　2011；38（増刊号）：591-599．
7) 若手皮膚科医のための真菌講習会テキスト第2版：金沢医科大学皮膚科学講座
8) 亀井克彦：「真菌同定の実際 II 糸状菌 輸入真菌症として見られる一線性真菌」，臨床と微生物，2011；38：601-606．

3.4 細菌感染症

3.4.1 検体採取の準備

● 1. 滅菌綿棒，アルコール綿，注射針，メス(図3.4.1)

　穿刺を行う注射針やメス，検体を採取する綿棒などは無菌的でディスポーザブルな器具を用いる。

　検体採取前後には，必ず手を洗い，検体採取の際は手袋を着用する。皮膚は無菌域ではないので滅菌手袋である必要はない。皮膚を穿刺して検体を採取する際には，常在菌の混入を防ぐためにアルコール綿で表面をふいて無菌的に採取する。

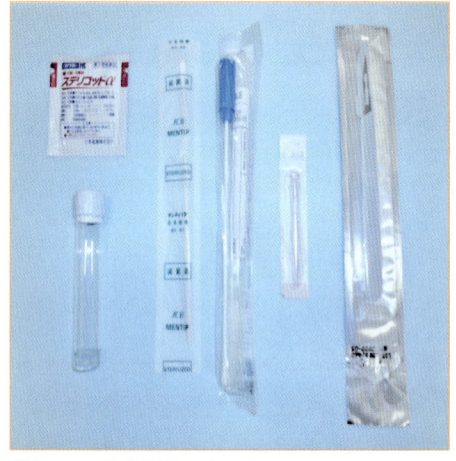

図3.4.1　検体採取に必要な器具

3.4.2 検体採取法

● 1. 検体採取時の注意点

①検体の採取は原則として抗菌薬の投与前に行う。
②常在菌の混入は起炎菌の推定が困難となるため，できるだけ混入を避ける。
③採取部位に使用した消毒液の混入を避ける。
④検体が乾燥すると細菌が死滅する恐れがあるため，検体の乾燥を避ける。
⑤嫌気性菌の検出を目的とする際は嫌気ポーターなど嫌気性菌の保存に適した専用容器を用いる。嫌気ポーターの下部の寒天部分がピンク色に変色しているも

のは嫌気が破綻しているので使用しない。
⑥採取した検体は速やかに細菌検査室に提出する。やむを得ず保存する場合，原則として検体は室温保存せず，冷蔵保存とする。

2. 開放性膿（伝染性膿痂疹（図3.4.2），毛包炎など）

病変部位の膿汁，分泌物を滅菌綿棒で採取して，細菌培養に供する。鏡検には検体を直接スライドグラスに薄く塗抹する。検体が濃いときには水道水を1滴滴下し検体を薄める。自然乾燥させ，火炎の中ほどを横切るように3回連続して火炎固定する[1]。

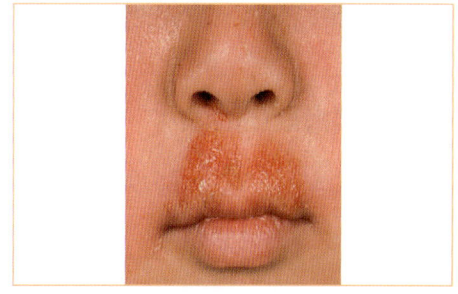

図3.4.2 伝染性膿痂疹

採取のPoint 開放性膿を洗浄せずにそのまま採取すると皮膚表面の常在菌が混入する可能性があるので，排膿部を洗浄した後に，組織に残存する感染の原因菌を採取するようにする。

3. 潰瘍，褥瘡（図3.4.3）

検体採取にはスワブ，吸引，組織採取などの方法があるが，より深部の組織を採取したほうが信頼性が高い[2]。創表面を洗浄，壊死組織を除去した後に組織を生検，吸引するなどして検体を採取する。嫌気性培養が必要なときは嫌気ポーターに組織を入れて提出する。
綿棒での採取は好気性菌のみが培養対象のことが多いため推奨されないが，他の方法で採取できな

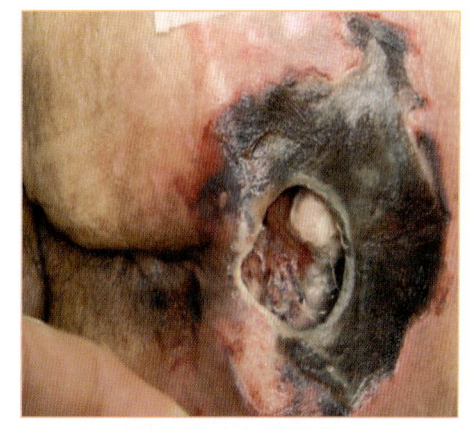

図3.4.3 感染を伴った仙骨部褥瘡

い場合は採取前に生理食塩水で創表面を洗浄した後綿棒で擦過する。消毒液や抗菌外用薬などの付着した検体は検査に不適である。

> **採取のPoint**　創表面を洗浄，壊死組織を除去した後に組織を生検，吸引するなどして検体を採取する。より深部の組織を採取したほうが信頼性が高い。

● **4. 閉鎖病巣（爪囲炎（図3.4.4），ひょう疽，皮下膿瘍，感染性粉瘤など）**

本来無菌部位である閉鎖的膿瘍などは，常在菌の混入を避けるために皮膚表面をアルコール綿などで十分に消毒し，針などで穿刺して膿汁を採取する（図3.4.5）。検体が少量の場合は綿棒をあらかじめ滅菌生理食塩水で濡らしておくとよい。膿が異様に臭いときは嫌気性菌を考え，嫌気ポーターに検体を入れて提出する。

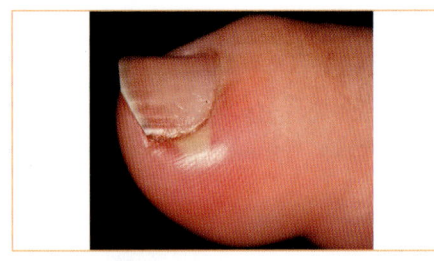

図3.4.4　爪囲炎

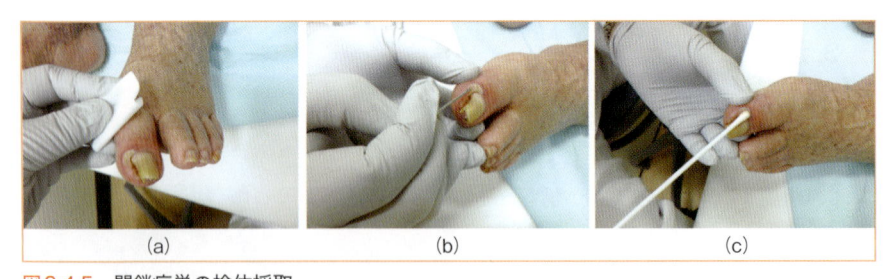

図3.4.5　閉鎖病巣の検体採取

> **採取のPoint**　検体が少量の場合は綿棒をあらかじめ滅菌生理食塩水で濡らしておく。

［五十嵐敦之］

3.4.3 検査法

● 1. はじめに

　皮膚・表在組織における細菌感染症は一般細菌による化膿性疾患が主である。また，その多くは *Staphylococcus aureus* と *Streptococcus pyogenes* が原因菌として検出される。表在組織に限らず皮膚軟部組織感染症として捉えると，対象となる菌種は拡大され，グラム陰性桿菌や嫌気性菌も含まれる。

● 2. 塗抹検査（グラム染色）

　皮膚・表在組織における細菌感染症の検査材料は開放性膿と閉鎖性膿に大別されるが，臨床検査技師による検体採取が認められているのは綿棒などによる開放性膿，浸出液である。これらは前述のように原因菌はほぼ限られているためグラム染色による鏡検が有用である。

(1) グラム染色に必要な用具
①スライドグラス
　一般的な水切放スライドグラスでよい。使用時にはガスバーナーなどで火炎にてあぶった後に冷ましてから使用する。
②染色液
　グラム染色液にはハッカーの変法，バーミー法，フェイバー法が販売されているが，細胞を観察する目的としてはバーミー法が奨められている。
③無鉤ピンセット直型
　染色操作に使用する。
④水道水
　染色バット内で染色する。
⑤顕微鏡
　接眼レンズ10×，対物レンズ10×，40×，100×をセットした光学顕微鏡を使用する。

✎ **用語**　黄色ブドウ球菌（*Staphylococcus aureus*），A群β溶血性レンサ球菌（*Streptococcus pyogenes*）

⑥油浸オイル

油浸対物レンズ100×で観察する際に使用する。

(2) グラム染色の基本手順

基本的な手順は図3.4.6に示すとおりであるが，ハッカーの変法またはバーミー法と，フェイバー法は1ステップ少ない。ポイントは，塗抹標本を作製する際に材料が厚くならないようにすることである。

(3) グラム染色の利点と欠点

グラム染色の利点は，検査所要時間（材料により5～30分）が短く，炎症像の有無が推定でき，起炎菌の推定が可能であること。また治療効果の判定や，細菌以外にも観察が可能で，簡便で安価である。逆に欠点は鏡検結果の解釈に熟練を要し，検出感度は$10^{4～5}$CFU/mL，一部難染性の嫌気性菌，*Legionella pneumophila*，*Spirillum*，*Rickettsia*，*Mycoplasma*は観察が困難である。

ハッカーの変法またはバーミー法

フェイバー法

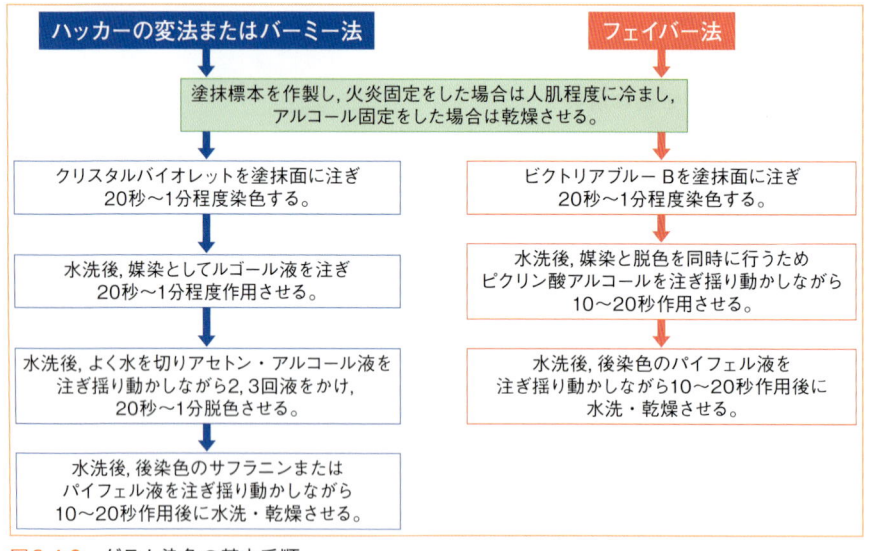

塗抹標本を作製し，火炎固定をした場合は人肌程度に冷まし，アルコール固定をした場合は乾燥させる。

クリスタルバイオレットを塗抹面に注ぎ20秒～1分程度染色する。

水洗後，媒染としてルゴール液を注ぎ20秒～1分程度作用させる。

水洗後，よく水を切りアセトン・アルコール液を注ぎ揺り動かしながら2,3回液をかけ，20秒～1分脱色させる。

水洗後，後染色のサフラニンまたはパイフェル液を注ぎ揺り動かしながら10～20秒作用後に水洗・乾燥させる。

ビクトリアブルーBを塗抹面に注ぎ20秒～1分程度染色する。

水洗後，媒染と脱色を同時に行うためピクリン酸アルコールを注ぎ揺り動かしながら10～20秒作用させる。

水洗後，後染色のパイフェル液を注ぎ揺り動かしながら10～20秒作用後に水洗・乾燥させる。

図3.4.6 グラム染色の基本手順

用語 レジオネラ・ニューモフィラ（*Legionella pneumophila*），らせん菌（*Spirillum*），リケッチア（*Rickettsia*），マイコプラズマ（*Mycoplasma*）

3.4 細菌感染症

(4) グラム染色でわかること

開放性膿・閉鎖性膿などの鏡検ポイントは，細菌の染色性と形態，好中球の細胞質の大きさでactiveな好中球かnon-activeなものか，真菌，放線菌類も視野に入れて観察する。一般的な推定可能菌種は*Staphylococcus*属（図3.4.7），*Streptococcus*属である。また，コリネ型細菌を中心とするグラム陽性桿菌が観察された場合は，汚染菌混入を考慮して培養同定結果と合わせて慎重に判断する。

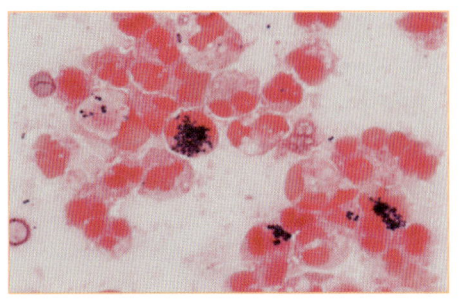

図3.4.7　開放性膿のグラム染色所見 100×（*Staphylococcus aureus*）
グラム陽性の若干の大小不同を伴う性円形に近い球形の球菌で，ブドウの房状に集塊を形成することが特徴である。化膿性疾患に限らずあらゆる感染症を引き起こすので，膿汁以外の検査材料から高頻度にみられる。

● 3. 培養・同定検査

皮膚・表在組織の培養は，感染が疑われる局所の状態によって考慮されなければならない。切創，刺創，擦創などの創傷部で比較的汚染の少ないと考えられる部位では通常培養を実施すればよいが，褥瘡の場合は皮膚常在菌や糞便による汚染を考慮して培養法を選択する必要がある。また，同定検査については検出菌すべてを同定するということは，経済性や臨床的意義を考えると否定せざるを得ない。

(1) 培養法

分離培養は通常，血液寒天培地，チョコレート寒天培地，グラム陰性桿菌選択分離培地（BTB寒天培地，マッコンキー寒天培地など），嫌気性菌選択分離培地を用いる施設が多いが，グラム染色の結果によっては血液寒天培地のみでも可能である。グラム染色によって図3.4.7のような所見が得られれば血液寒天培地のみの使用で，陰性桿菌が観察されたときにはグラム陰性桿菌選択分離培地を加える。また，嫌気性菌用培地については，膿汁の外観，臭気，またはグラム染色所

✎ 用語　ブドウ球菌属（*Staphylococcus*属），レンサ球菌属（*Streptococcus*属）

見で小さめの球菌や小さめのグラム陰性桿菌などが混在して認められたときには，必要に応じて嫌気性菌選択分離培地を加えることとする．

増菌培養はGAM半流動培地，チオグリコレート培地などを用いるが，24時間と48時間ともに観察し，菌の発育を認めた場合ははじめにグラム染色を行い，グラム染色所見に応じて次のステップへ進める．

(2) 同定・薬剤感受性検査

近年，同定・薬剤感受性検査は自動機器によるところが多いが，自施設でマニュアル法を組んでいるところは，必ずしもすべてにおいて菌種決定を行なう必要はない．たとえば，*Staphylococcus*属菌を例にあげると，基本的には*Staphylococcus aureus*と，*Staphylococcus lugdunensis*を除くCoagulase Negative Staphylococci (CNS)に分別できればよい．なぜなら，CNSをさらに詳細に菌名を決定したところで，治療法は変わらないからである．

薬剤感受性検査においても頻回に提出されてくる検査材料に対して，同一菌が検出されている場合には治療効果判定に提出されているので，その都度検査を行う必要はない．担当医と相談のうえで同一抗菌薬を継続投与中に臨床的に変化があった場合や，検出菌が変わった場合は薬剤感受性検査を行うこととする．

［大塚喜人］

用語 コアグラーゼ陰性ブドウ球菌（Coagulase Negative Staphylococci；CNS）

参考文献

1) 山崎 修．皮膚細菌感染症の検査法 日皮会誌，120：1-4，2010
2) 爲政大幾ほか．創傷・熱傷ガイドライン委員会報告-3：糖尿病性潰瘍・壊疽ガイドライン 日皮会誌，122：281-319，2012．

3.5 梅 毒

3.5.1 滲出液

1. 目 的

梅毒の皮疹から得られる滲出液に含まれる梅毒トレポネーマの検出。

2. 必要な器具

メス，スライドグラス，カバーグラス。

3. 検体の採取方法

硬性下疳(図3.5.1)，扁平コンジローマ，粘膜疹(図3.5.2)などの表面を**メスで鈍的に擦るなどして滲出液を採取した後スライドグラスに移し取る**。感染予防のため滲出液を採取する際には手袋を使用する。

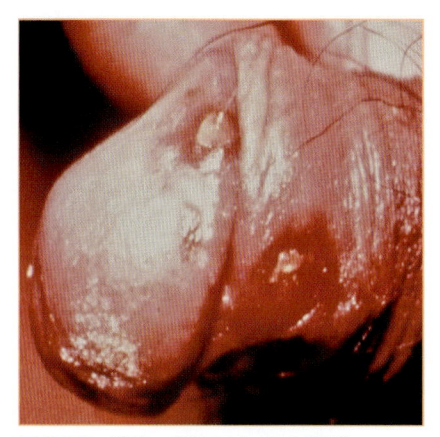

図3.5.1 陰茎の硬性下疳(第1期疹)

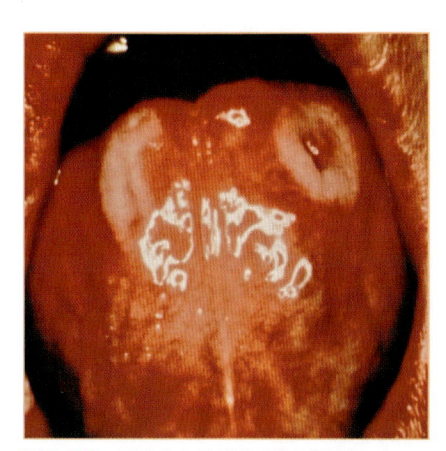

図3.5.2 口腔内の粘膜疹(第2期疹)

4. 解　説

梅毒トレポネーマは直径0.1～0.2μm，長さ6～20μmでらせんをもつ病原体である。第1期梅毒である硬性下疳，第2期梅毒である扁平コンジローマ，粘膜疹など(表3.5.1)の湿潤した病変からの滲出液には梅毒トレポネーマが含まれるため，菌の検出が可能である。第2期梅毒では丘疹性梅毒疹からも検出されうるが，梅毒性ばら疹，梅毒性乾癬からの菌体の検出は困難である。さらに滲出液からの菌体の検出は手技に熟練を要するためその成功率は低く，最近では血液を用いた梅毒血清反応の感度が高いため，滲出液からの検体検査が行われる機会は少ない。なお，梅毒スピロヘータは*in vitro*での培養は不可能であり，培養にはウサギの睾丸などの生体培地が必要である。

表3.5.1　梅毒の病期と皮膚症状

病期	皮膚症状	発症時期(感染後)
第1期	初期硬結 硬性下疳 無痛性横痃	3～6週間
第2期	梅毒性ばら疹 梅毒性乾癬 扁平コンジローマ 粘膜疹 丘疹性梅毒疹	3カ月～3年(顕症梅毒と不顕性梅毒をくりかえす)
第3期	ゴム腫 結節性梅毒	3年～

3.5.2　検査法

1. パーカーインク法，墨汁染色法

得られた滲出液をスライドグラスに取り，ブルー・ブラックインク，または墨汁と等量混合して薄く延ばし，自然乾燥後油浸レンズで観察する[1]。菌体はパーカーインク法で青黒く染まり，墨汁法では透明に抜けてみえる。

2. 暗視野法

滲出液と生理食塩水を混和し，暗視野顕微鏡で観察する。暗視野法では運動するらせん形の菌体が輝いてみえる。

[五十嵐敦之]

参考文献

1) 性感染症診断・治療 ガイドライン 2011 日性感染症会誌．22：No.1 Supplement．2011

3.6 ハンセン病

1. はじめに

　ハンセン病は抗酸菌に属する*Mycobacterium leprae*によって引き起こされる慢性感染症である。*M. leprae*の感染力は極めて弱いが、乳幼児期に多菌型患者と濃厚、頻回に接触することにより主に呼吸器系を介して感染し、そのような感染者の一部が数年から数十年の潜伏期間を経て免疫能の変動などを契機として発症するのではないかと考えられている[1〜3]。結核と異なり菌の潜伏場所は不明であり、不顕性感染を証明する手段もない。

　皮膚の紅斑、白斑、環状紅斑、丘疹、結節など多彩な皮疹として発症し、無痛性であるばかりか、逆に末梢神経障害による触覚、痛覚、温冷覚などの知覚低下を伴うことが特徴である。患部の末梢神経の肥厚を認める場合も多い[1,4]。*M. leprae*は偏性細胞内寄生菌であり、ほとんどの場合、真皮の組織球および末梢神経のシュワン細胞内にのみ証明される。

　WHOは流行地での診断と治療を簡便に行うために、ハンセン病の病型を大きく多菌型と少菌型の2つに分類している[1,4]。多菌型は細胞性免疫が機能せず、真皮内に泡沫化した組織球が集簇しそのファゴゾーム（phagosome）内に多数の菌体を認める。一方、少菌型では細胞性免疫がはたらき、巨細胞を含む類上皮細胞肉芽腫が真皮内の末梢神経の走行に沿ってソーセージ状に認められるのが特徴であるが、菌体そのものを証明できることはほとんどない[1,4]。

　近年における国内の新患発生数は年間10例以下で、その多くが東南アジアや南米からの就労者などであるが、上記のような皮疹、肉芽腫性病変、知覚低下を示すさまざまな疾患との鑑別のために検査が必要な場合は少なくない[5]。それらの疾患には、サルコイドーシス、皮膚結核、非結核性抗酸菌症、梅毒、丹毒、全身性エリテマトーデス（SLE）、環状肉芽腫、成人T細胞白血病（ATL）をはじめとする多くが含まれるため、出生地や家族歴などの聴取とともに臨床検査が必要となる[1,4]。

用語　らい菌（*Mycobacterium leprae*）、全身性エリテマトーデス（systemic lupus erythematosus；SLE）、成人T細胞白血病（adult T-cell leukemia；ATL）

3.6.1 組織液

● 1. 採取方法

　検体は前述の皮膚病変部からの組織液の採取（皮膚スメア），および菌が証明されることが多い鼻腔スワブなどが用いられる。皮膚スメア検査による組織液の採取はメスを用いるために皮膚科医などが行う。

　採取方法は，まず皮膚を強くつまみ上げ円刃刀を真皮内に深く刺す（図3.6.1）。次いでメスを皮膚面に対して傾けて，メスで切り込んだ組織の表面を擦りながら組織液を刃に付着させるようにして回収する。ハンセン病患者は知覚障害があるために痛みはなく局所麻酔は必要ない。**皮膚を強くつまみ上げることは，一過性に血流を止め血液の混入を防ぐことにもなる。**

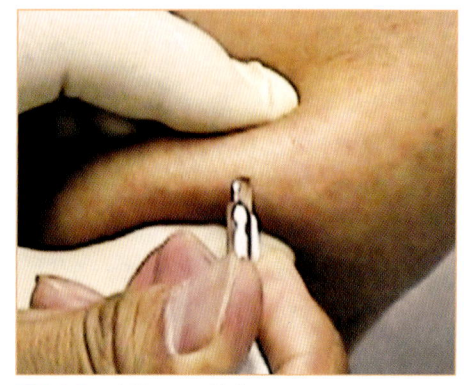

図3.6.1　皮膚スメア検査
皮膚を強くつまみ上げた部位に円刃を深く差し込み，血液の混入を防ぎながら十分量の組織液を採取する。

　抗酸菌染色のためには，メスの刃の表面に採取された少量の組織液をスライドグラスに塗布しすばやく風乾する。PCRを行うために組織液からDNAを抽出する場合は，70％エタノールを入れた2.0 mL程度のチューブ中でメスの刃をよくリンスする。筆者らは，このチューブを冷蔵保存することで少なくとも3カ月は安定してDNAが回収されることを確認している。

採取のPoint

患部を指で強くつまみ血液の混入を押さえる。
なるべく複数の病変部から検体を採取する。

用語　polymerase chain reaction (PCR)

3.6.2　検査法

● 1. スライドグラスの抗酸菌染色

スライドグラスの抗酸菌染色は以下のように行う (図3.6.2)。
① スライドグラス上にチール石炭酸フクシンを満載する。
② 石炭酸フクシン液から少量の蒸気が出るまで、アルコールランプでスライドグラスの下方から数秒間加温し、そのまま10分間染色を行う。
③ 流水中で5分間水洗する。
④ 塩酸アルコールに数回浸し分別する。
⑤ 流水中で10分間水洗する。
⑥ レフレルのメチレンブルー液で1分間対比染色する。
⑦ スライドグラスの水気を切り風乾する。
⑧ キシレンを通した後にカバーグラスで封入する。

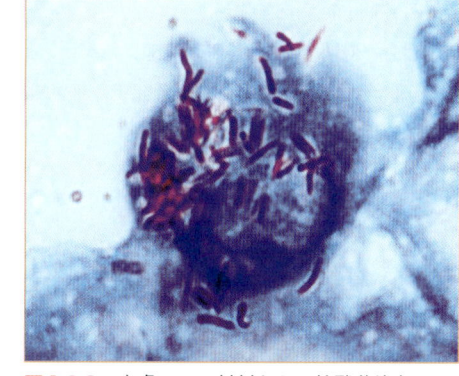

図3.6.2　皮膚スメア材料からの抗酸菌染色 10×
多菌型患者では組織球に一致してM. lepraeの集簇が認められる。

同様のスメア染色は鼻腔拭い液についても可能である[2]。

この他にハンセン病の臨床検査としては、触覚、痛覚、温冷覚などの知覚検査がある[1,4]。病理組織切片には、HE染色や抗酸菌染色に加えて、BCGやリポアラビノマンナン(LAM)に対する抗体を用いた免疫染色や、末梢神経の残存の程度を評価するためのS-100タンパク免疫染色などが診断上有用な場合がある[6]。なお、M. lepraeの抗酸性は検体採取後の時間経過とともに失われやすいため、病理組織では通常のZiehl-Neelsen染色ではなく、オイルキシレンで脱パラフィンを行うFite法を用いる[6]。また、血清を用いてM. lepraeの細胞壁成分であるフェノール糖脂質-1(PGL-I)に対する抗体検査も可能である[2]。

✎ **用語**　リポアラビノマンナン(lipoarabinomannan；LAM)、フェノール糖脂質-1 (phenolic glycolipid-I；PGL-I)

PCR法による*M. leprae* DNA証明は，皮膚スメア材料，凍結あるいはエタノール浸漬皮膚生検組織，厚切りパラフィン切片などから抽出したDNAを用いて行うことが可能である[7]。治療薬として用いられるリファンピシン（RFP），ジアフェニルスルホン（DDS），キノロン剤に対する耐性遺伝子変異が明らかにされており，これらの遺伝子をPCRで増幅後に塩基配列を解析することで耐性の有無も判断可能である[1,5]。

　なお，2016年1月現在，上記ハンセン病の検体検査は，国の行政検査として国立感染症研究所ハンセン病研究センターで行っており，問い合わせのうえ，無償で委託することができる。

〔鈴木幸一，松村　充〕

用語　リファンピシン（rifampicin；RFP），ジアフェニルスルホン（diaminodiphenyl sulfone；DDS）

参考文献

1) Suzuki K *et al*.: "Current status of leprosy: epidemiology, basic science and clinical perspectives." J Dermatol, 2012; 39: 121-129.
2) Suzuki K *et al*.: "Infection during infancy and long incubation period of leprosy suggested in a case of a chimpanzee used for medical research." J Clin Microbiol, 2010; 48: 3432-3434.
3) Suzuki K *et al*.: "Chimpanzees used for medical research shed light on the pathoetiology of leprosy." Future Microbiol, 2011; 6: 1151-1157.
4) 四津里英，他：「ハンセン病の診断」，日本ハンセン病学会誌，2011；80：59-70.
5) Mori S *et al*.: "Present situation of leprosy in Japan, 2006-2010: analysis of drug resistance in new registered and relapsed cases by molecular biological methods." J Dermatol Sci, 2012; 67: 192-194.
6) Suzuki K *et al*.: "Localization of CORO1A in the Macrophages Containing *Mycobacterium leprae*." Acta Histochem Cytochem, 2006; 39: 107-112.
7) Suzuki K *et al*.: "Detection of *Mycobacterium leprae* DNA from archaeological skeletal remains in Japan using whole genome amplification and polymerase chain reaction." PLoS One, 2010; 5: e12422.

3.7 ウイルス感染症

3.7.1 水疱内容物・水疱蓋の細胞診

● 1. 対象疾患

単純ヘルペス，帯状疱疹，水痘など。

● 2. 目　的

ウィルス性多核巨細胞の検出，モノクローナル抗体によるヘルペスウイルス抗原の検出。

● 3. 必要な器具

ピンセット，眼科用剪刀，スライドグラス，カバーグラス。

● 4. 検体の採取方法

①検体採取の際は手袋を着用する。水疱の水疱蓋をピンセットでつまみ取る（図3.7.1）。ピンセットは無鈎摂子が使いやすい。眼科用剪刀で水疱蓋を切り取ってもよい。
②ピンセットでつまみ取った水疱蓋を水疱の内側が下面になるようスライドグラスに載せる。
③水疱蓋内側をスライドグラスにスタンプするようにして，水疱蓋内側の細胞をスライドグラスに付着させる。

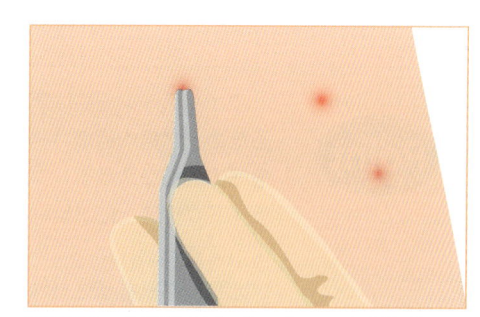

図3.7.1　水疱蓋をピンセットでつまみ取る

■3章　皮膚・表在組織

④水疱底は生理食塩水で軽く湿らせた綿棒を用いて強く擦るようにして基底部の細胞を採取した後，スライドグラスに綿棒を叩くようにして細胞を塗抹する（図3.7.2）。
⑤細胞を塗抹したスライドグラスはギムザ染色，蛍光抗体法などの検体に供する。

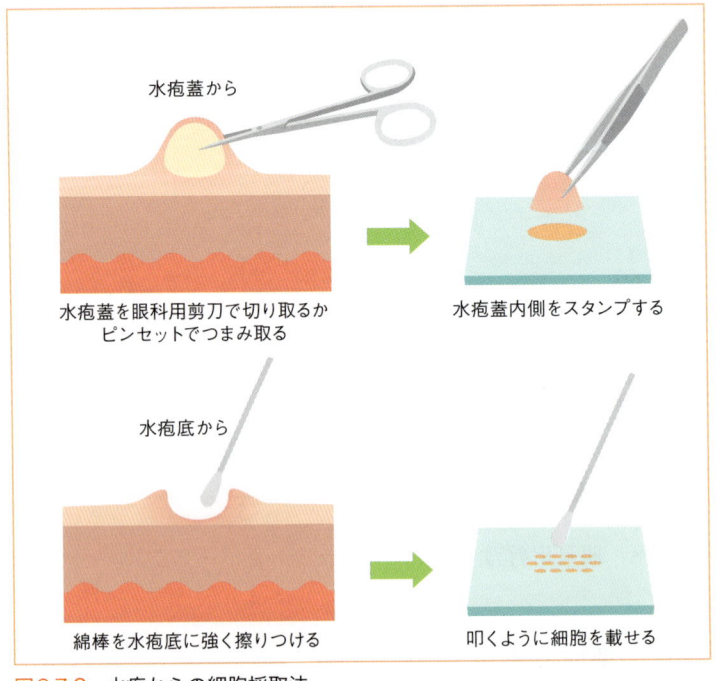

図3.7.2　水疱からの細胞採取法

採取のPoint

　ウイルス感染細胞は病巣基底部，水疱蓋内側表皮に存在しているため，水疱内容液は検体には適していない[1]。水疱蓋ないし水疱底の細胞がスライドグラスに確実に塗抹できるようにする。スライドグラス上に感染細胞を載せるときは擦らずに叩いて載せるようにする。
　水痘，帯状疱疹は飛沫感染，単純ヘルペスは接触感染することに注意する。

［五十嵐敦之］

3.7.2 検査法：細胞診検査によるウイルス感染細胞の検出

● 1. ウイルス感染細胞の一般的所見

　皮膚・表在組織に水疱性病変を形成するウイルスは，単純ヘルペスウイルス（HSV）や，水痘・帯状疱疹ウイルス（VZV）が代表的である．HSVのうち，口唇ヘルペスはHSV-Ⅰ型，外陰部・性器ヘルペスはHSV-Ⅱ型がそれぞれ主な原因とされている．これらのウイルス感染を示唆する細胞には，以下のような特徴的所見（図3.7.3～3.7.6）があげられるが，細胞形態のみでウイルスの種類を特定することは困難である．

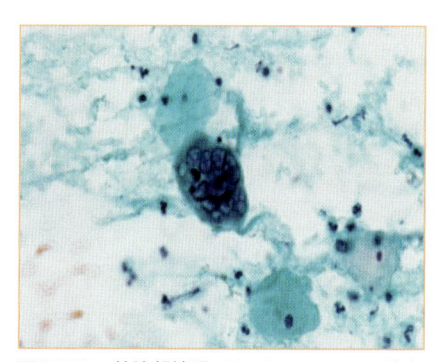

図3.7.3　外陰部擦過 40× Papanicolau染色

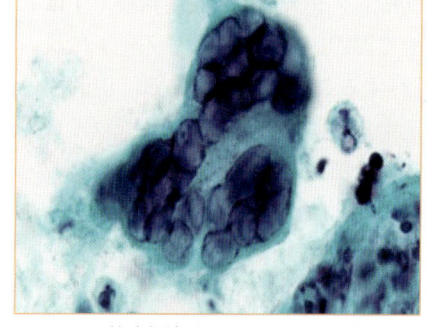

図3.7.4　外陰部擦過 100× Papanicolau染色

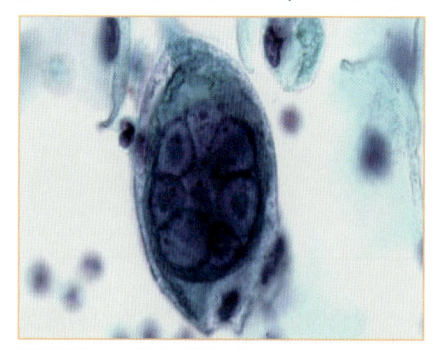

図3.7.5　自然尿 100× Papanicolau染色

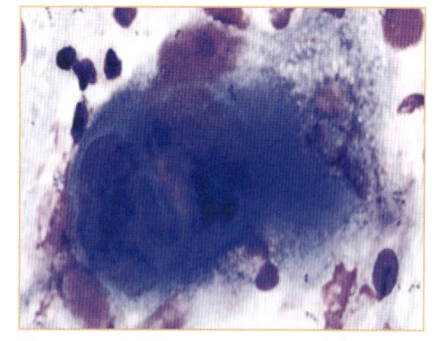

図3.7.6　自然尿 100× Giemsa染色

用語　単純ヘルペスウイルス（herpes simplex virus；HSV），水痘・帯状疱疹ウイルス（varicella zoster virus；VZV）

① 核クロマチンが核縁に凝集，核内はスリガラス状無構造
② 相互圧排像を示す多核細胞
③ ときに核内封入体を有する細胞

● 2. Papanicolau 染色

　細胞診検査において，最も一般的な染色法である。核クロマチンや細胞質の染色性に透明感があり，細胞の観察が容易であることが特徴である。

　Papanicolau染色を行う標本は，スライドグラスに検体を塗抹後，すばやく湿潤固定（95％エタノールに浸漬）することが重要である。湿潤固定する前に乾燥した標本は，ウイルス感染細胞の特徴である核クロマチンの変化の観察が困難になる。

　Papanicolau染色の染色工程の一例を示す（表3.7.1）。Papanicolau染色には多数の変法があり，実際には使用する試薬（メーカー，ヘマトキシリンなどの試薬の処方）や染色法（自動か手染めか）によって各施設で検討する必要がある。

表3.7.1　Papanicolau染色手順の一例

湿潤固定：95％エタノール	～30分
水洗	1分
核染：Gill Hematoxylin V	1分
水洗	1分
分別：0.1％塩酸水	1分
水洗（色出し）	5分
蒸留水	1分
95％エタノール	1分
OG-6	2分
95％エタノール	1分
1％リンタングステン酸／95％エタノール溶液	1分
95％エタノール	1分
EA-50	3分
95％エタノール①	30秒
95％エタノール②	30秒
脱水：100％エタノール①	1分
脱水：100％エタノール②	2分
脱水：100％エタノール③	2分
透徹：キシレン①	1分
透徹：キシレン②	2分
透徹：キシレン③	2分
封入	

● 3. Giemsa 染色

　乾燥標本を用いるため細胞の剥離が少なく，湿潤固定操作の際に細胞の剥離が起きやすい液状検体には有用な染色法である。また，サイトクイック染色液，ヘマカラー染色液，ディフクイック染色液などを用いることによって，簡易的かつ迅速にGiemsa染色と同等の染色結果を得ることができる。参考までにGiemsa染色（表3.7.2），サイトクイック染色（表3.7.3）の染色工程の一例を示す。

3.7 ウイルス感染症

表3.7.2 Giemsa染色手順の一例

冷風乾燥	
May-Gluenwald液	3分
水洗（溜め水）	1分
Giemsa染色液	15分
水洗（溜め水）	1分
流水	
冷風乾燥	
透徹：キシレン	
封入	

Giemsa染色液：Giemsa液20mL＋水道水150mL

表3.7.3 サイトクイック染色手順の一例

冷風乾燥	
サイトクイックA液	10秒
サイトクイックB液	30秒
流水	10秒
冷風乾燥	
透徹：キシレン	
封入	

［小野寺清隆］

参考文献

1) 小菅治彦：ウイルス学的検査　実践外来診療に必要な皮膚科検査法ハンドブック，197-201, 全日本病院出版会，東京，2004.

3.8 寄生虫感染症

3.8.1 ヒゼンダニとシラミ類の概説

● 1. ヒゼンダニ（疥癬虫）(*Sarcoptes scabiei var. hominis*)

疥癬（Scabies）はヒゼンダニがヒトの角質層に寄生して，強い痒みを起こす感染症である．普通の疥癬ではヒゼンダニの寄生数は，1人あたり1,000匹以下であるのに対して，角化型疥癬（痂皮型疥癬，ノルウェー疥癬）では100～200万匹にも及び，周囲への感染力が極めて強く，集団感染を引き起こすことがある[1]．

● 2. シラミ類

シラミ類は宿主特異性が強い吸血昆虫であり，幼虫，成虫ともに吸血する[2]．

(1) アタマジラミ（*Pediculus capitis*)
　頭髪と頭髪の直接接触で感染することが多い．プールでの感染はタオル，ロッカーなどの共有で感染する．頭部の皮膚から吸血し，激しい痒みを訴える．

(2) コロモジラミ（*P. humanus*)
　通常，衣服の折り目や縫い目などに潜んで吸血し，強い痒みを訴えることが多い．

(3) ケジラミ（*Pthirus pubis*)
　感染は主に陰毛の直接接触によるが，寝具，タオル，脱衣かごなどを介して感染することがある．通常，ヒトの陰毛に寄生するが，ときに胸毛，脛毛，眉毛，腋毛，まつげ，頭髪などにも寄生する．激しい痒みを訴える．

3.8.2 検査材料の採取法

1. ヒゼンダニ

(1) 普通の疥癬

　ヒゼンダニの雌成虫(図3.8.1)は体長約0.4mm, 雄成虫は約0.3mmの大きさである。交尾後, 雌成虫は角層内に横穴(疥癬トンネル)を掘りながら, 大きさ0.15×0.1mmの虫卵を1日に2～3個, 約1カ月間にわたり産み続ける。

　疥癬の紅色小丘疹(図3.8.2.a)は腹部, 大腿部, 腕, 腋窩などにみられる。疥癬結節(図3.8.2.b)は小豆大の褐色を帯びた暗赤色の小結節で, 外陰部, 腋窩, 肘頭などにみられる。疥癬トンネル(図3.8.2.c)はわずかに隆起した線状の皮疹で, 数mmから数cmに及ぶものもある。好発部位は手関節から末梢部で, 指間, 指側面などにみられる[1]。

　虫体・虫卵の採取法はダーモスコープ(図3.8.3)などでみながら, 疥癬トンネル先端の小水疱や新しい小丘疹の頂点を注射針で破り虫体を取り出す。または, 眼科手術用ハサミでトンネル入口から小水疱まで切り取り, その組織片を観察す

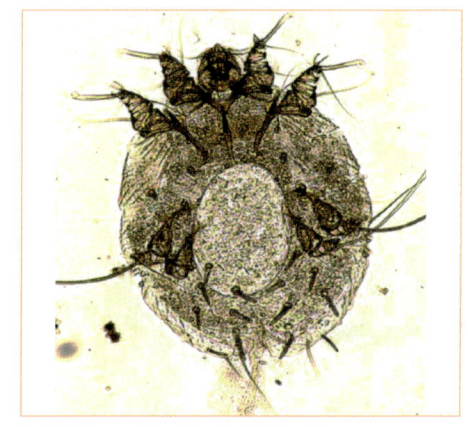

図3.8.1　ヒゼンダニの雌成虫 20×
4対の脚, 虫卵を有する。

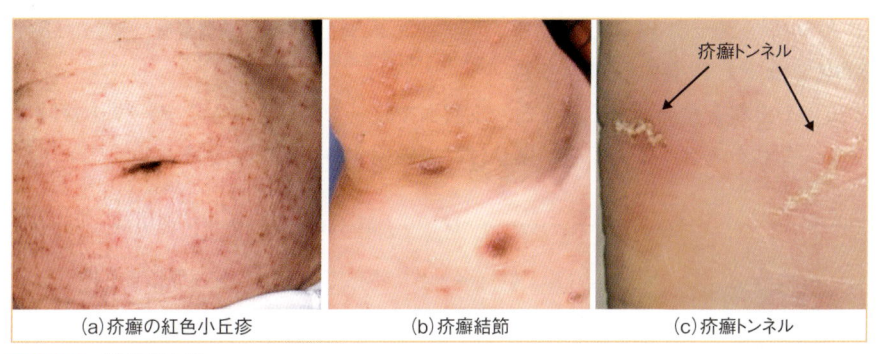

(a)疥癬の紅色小丘疹　　(b)疥癬結節　　(c)疥癬トンネル

図3.8.2　普通の疥癬

る。また，メスの刃でトンネルか丘疹の表面をそぎ取ることもできる[1]。これらの採取行為は，出血を伴うことがあり医師が行うべきである。

採取した検体はスライドグラスに載せ，20% KOH液，またはガム・クロラール液[3]を滴下し，カバーグラスをかけて鏡検する。

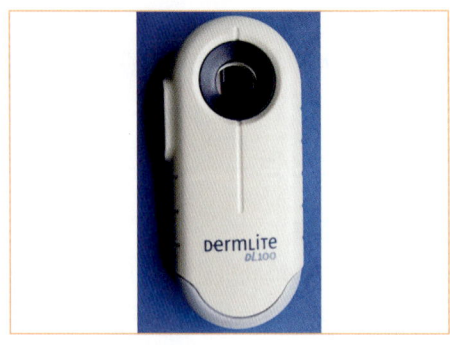

図3.8.3　ダーモスコープ

採取のPoint　普通の疥癬でヒゼンダニが検出できるのは，ほとんどが疥癬トンネル内であり，その6～7割は手と指にある。

(2) 角化型疥癬

鱗屑は灰白色から帯黄白色で，厚い角質増殖をみる(図3.8.4)。好発部位は頭部，耳介部，肘頭部，膝蓋部，臀部，手指などである。全身が落屑性紅斑に覆われることもある。また，爪は爪白癬様になることがある[1]。

検査では，鱗屑の一片を採取してスライドグラスに載せ，20% KOHを滴下し鏡検すれば，多数の虫体や虫卵を検出できる。また，皮膚面や寝具などにセロハンテープを接触させて，これをスライドグラスに貼り付けて鏡検することもできる。

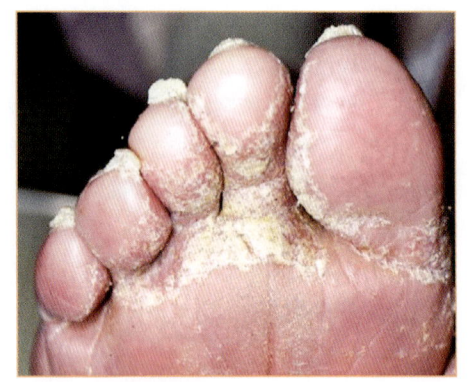

図3.8.4　角化型疥癬の角質増殖
厚い角質増殖をみる。

採取のPoint　角化型疥癬では，ベッドに落ちている落屑を採取しても検出できる。感染予防に留意する。

2. シラミ類

(1) アタマジラミ

　雌成虫（図3.8.5.a）は体長3〜4mm，雄は2〜3mmである。虫体あるいは毛髪に産み付けられた虫卵（図3.8.5.b）を確認する。虫卵は約0.8mmの大きさで，楕円形，灰白色で，卵蓋は小さく扁平で，気孔突起は小さく約8個ある（図3.8.5.c）。虫卵は頭皮直近の頭髪に，膠着物質でしっかり固定されているので，蓋の取れた孵化後の卵殻（図3.8.5.d）がみられることもある。

　毛髪にヘアーキャスト（hair cast）（図3.8.6）とよばれる鞘状の構造をもつ黄白色の付着物（フケ）がみられることがあり，虫卵との鑑別は重要である。

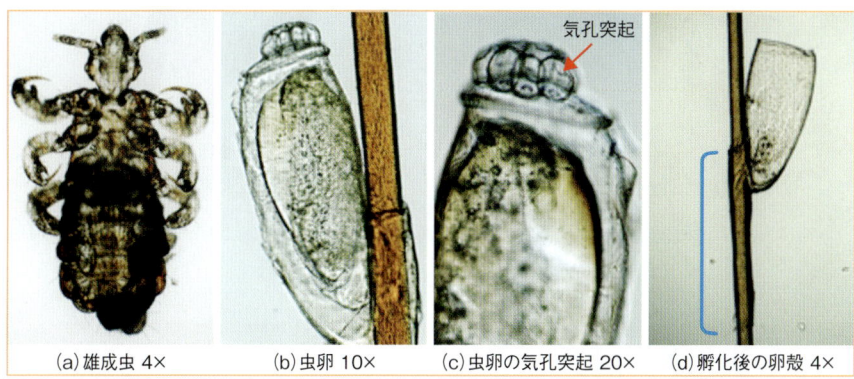

図3.8.5　アタマジラミ
(a) 雄成虫 4×　(b) 虫卵 10×　(c) 虫卵の気孔突起 20×　(d) 孵化後の卵殻 4×
(d)：膠着物質が頭髪を包んでいる範囲を青線で示した。

(2) コロモジラミ

　形態はアタマジラミに似ていて，コロモジラミのほうがやや大きい。虫卵の気孔突起は小さく約15個ある。虫卵は衣服の繊維に膠着物質でしっかり固定されている。

(3) ケジラミ

　ケジラミの成虫（図3.8.7.a）は，体長0.8〜1.2mmである。皮膚に

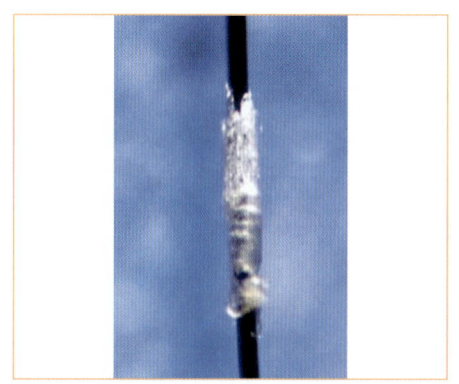

図3.8.6　ヘアーキャスト 10×
虫卵との鑑別が重要。

頭部をつけてほとんど動かないので，やや褐色を帯びた小丘疹状あるいは痂皮状にみえる[2]。

　虫卵は主に，陰毛に膠着物質でしっかり固定されている。虫卵の長径は0.8mm，楕円形で灰白色，卵蓋は大きく丸く，気孔突起は9〜16個ある(図3.8.7.b)。アタマジラミの虫卵との鑑別が必要である。

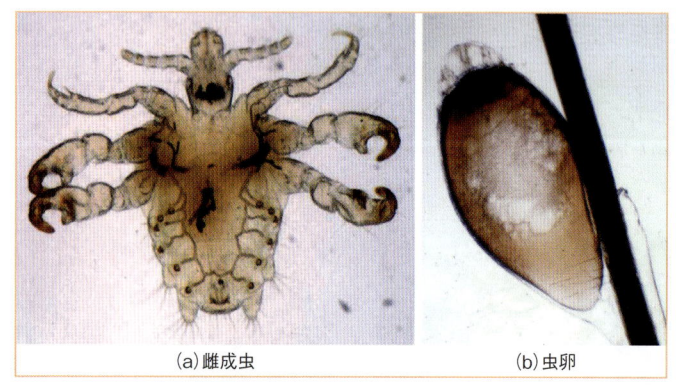

(a) 雌成虫　　　(b) 虫卵

図3.8.7　ケジラミ

［山本徳栄，大滝倫子］

3.8.3　検査法

1. ダ　ニ

(1) ヒゼンダニ[4]
①注射針で取り出す場合
　疥癬トンネルの途中から虫体のほうに向けて針先を皮膚とほぼ平行に刺入し，疥癬トンネルを形成する角質層を少しずつ剥ぎ取り，黒くみえる部分をめがけて針先を進め，虫体をすくい上げる。
②メスで取り出す場合
　疥癬トンネルに直角にメス刃を当てて，数回擦り，角質層をこそぎ取る。
③眼科用ハサミで取り出す場合
　疥癬トンネル，新鮮な丘疹，結節などから眼科用ハサミで切除する。

④顕微鏡観察

採取した組織片をスライドグラスに載せ，20% KOH液を皮膚小片に滴下し透過させて，カバーグラスを載せて鏡検する．虫体や虫卵のほか，虫体の一部，卵の抜け殻などがみつかれば確定である．

⑤血液像，血液生化学検査などは正常，免疫学的検査法は開発されていない．

2. シラミ

(1) ケジラミ，コロモジラミ，頭ジラミ（図3.8.8）

①顕微鏡による直接観察．
②かゆみのある陰毛患部をよく観察し，虫体または卵が確認できればそれで自己診断できる．
③下着へのケジラミの排泄による黒色点状の染みも参考となる．
④尿沈渣で採尿時に脱落したケジラミをみることもある．

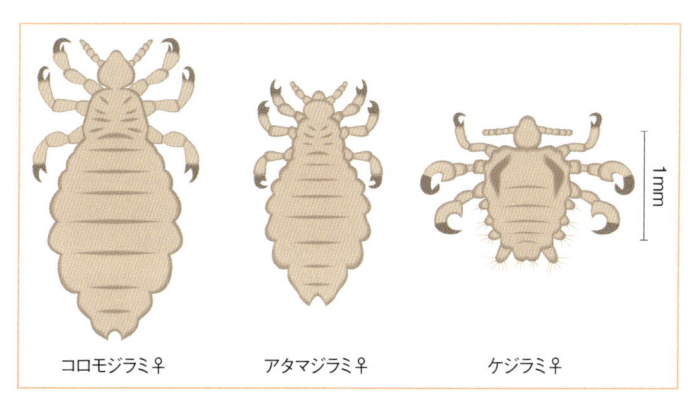

図3.8.8　ケジラミ，コロモジラミ，頭ジラミ（大きさの比較）

［安藤　正］

参考文献

1) 大滝倫子，他：疥癬はこわくない，医学書院，東京，2002.
2) 篠永 哲，大滝倫子：「シラミ類による皮膚炎」，節足動物と皮膚疾患，69-79，加納六郎（編），東海大学出版会，東京，1999.
3) 山本徳栄：「ダニ類，シラミ類」，臨床と微生物，2004；31：591-598.
4) 国立感染症研究所感染症情報センターホームページ

3.9 皮膚科領域の感染管理

● 1. はじめに

　皮膚科領域に関連する感染症で感染対策上注意を要する感染症としては、発疹を伴う疥癬と発疹性ウイルス感染症である水痘・帯状疱疹、麻疹、風疹、単純ヘルペスがあげられる。発疹性ウイルス感染症には、その他として突発性発疹、伝染性紅斑、伝染性単核球症、単純疱疹、手足口病などがあり、また発疹性細菌感染としては、猩紅熱、丹毒、腸チフス、発疹チフス、梅毒などがあり、非感染性の発疹性疾患を加えるとその鑑別は容易ではない。とくに水痘・帯状疱疹、麻疹、風疹、単純ヘルペスなどの発疹性ウイルス感染症は、感染力が強く、医療関連感染対策上の問題となる。これらの発疹性ウイルスは、感染症を発症する前より感染力を有するため、病棟外来では常に標準予防策を心掛け、確定診断前の疑い例を含めた事例から、厳格な感染対策を実施しなければならない。

● 2. 感染防止

　感染防止の基本は、標準予防策の実施である。皮膚科領域では、急性期で未診断の潜在的感染症患者が混在するため、手指衛生は、患者に接触する前と後、処置前と後に必ず行う。各診察室、処置台には、擦式消毒用アルコール製剤を配置し、手が目に見えて汚れていない場合はアルコール製剤を用いて手指消毒を行い、手が目に見えて汚れている場合は石鹸と流水で手を洗う。また安全に診療・処置が行われるように、診察室、処置台には、手袋、マスク、ガウン、ビニールエプロン、アイプロテクションなどの個人防護具（PPE）を配置しておく。

● 3. 職業感染防止の要点

①血液曝露の可能性がある処置の際には、手袋を着用し皮膚への血液曝露を予防する。

②飛沫が顔にかかる恐れがある処置を行う場合には，目・鼻・口の粘膜を保護するためにアイプロテクション・マスクを使用し，血液・体液による粘膜曝露を予防する。
③血液媒介感染症は針刺しによる場合が多いので，使用後はリキャップせず専用の廃棄容器に廃棄。廃棄容器は一杯にせず8割程度に達したら新しいものに交換する。
④麻疹・水痘（対応職員が抗体陰性）や結核が疑われる患者との接触時は，陰圧の診察室を使用し，N95マスクを着用する。
⑤皮膚科領域では，落屑を伴う患者が多くみられる。落屑にはMethicillin-resistant Staphylococcus aureus（MRSA）などの細菌や疥癬などのダニが存在する可能性もあり，2次感染の原因となる。落屑のみられる患者と接触する場合は，ビニールエプロンまたはガウンそして手袋を着用する。落屑はいきなり掃除機にかけず（舞い上がり飛び散るため），「粘着カーペットクリーナー」で入念に拾いとり，必要に応じて掃除機をかける。環境はアルコールや第4級アンモニウム塩などで清拭消毒を行う。接触後は，手指衛生を行う。
⑥疥癬は，通常の疥癬（通常疥癬）と角化型疥癬（ノルウェー疥癬）では，対応が大きく異なる。通常の疥癬は標準予防策で対応するが，角化型では厳重な予防策が要求される。日本皮膚科学会で出されている「疥癬診療ガイドライン（第2版）」[1]に疥癬に対する診断・治療・対策の詳細がわかりやすく記載されているので是非参照してもらいたい。

● 4. 麻疹，風疹，水痘，ムンプスの抗体価測定とワクチン接種

　麻疹，風疹，水痘，流行性耳下腺炎（ムンプス）などは潜伏期間が長く，また罹患した場合，多くの職員や患者に伝播させるリスクがあるため，医療関係者においても，これらの感染症に対するワクチン接種や抗体価測定が多くの施設で実施されるようになっている。大規模病院の医療関係者を対象とした調査では，これらの疾患に十分な免疫を獲得していない医療関係者の疾患別の割合は，麻疹7.4％，風疹8.4％，流行性耳下腺炎16.1％，水痘0.8％と報告されている[2]。筆者の所属する施設では，職員の抗体価測定を実施し，またワクチン接種状況を把握

✎ **用語**　メチシリン耐性黄色ブドウ球菌（Methicillin-resistant *Staphylococcus aureus*；MRSA）

し小児科，皮膚科，救急外来などに従事する職員は，麻疹，風疹，水痘，ムンプスの感染防御に十分な抗体価がない職員を配置しないなどの配慮を行っている。実際の抗体価測定やワクチン接種の実施方法及び解釈については，一般社団法人日本環境感染学会「院内感染対策としてのワクチンガイドライン」[3]を参照してもらいたい。

5. 環境整備の徹底

①清潔区域，汚染区域等の区分ごとに清掃方法を定め，実施する。
②血液や体液などで環境が汚染されやすいため，ベッドやストレッチャーにはシーツなどを敷かずに，診察・処置後ごとに清拭消毒を行う。
③血液や体液で汚染された場合には，手袋・エプロンを着用してできるだけ早く汚染物を除去し，最後に次亜塩素酸ナトリウム，アルコールまたは第4級アンモニウム塩などで清拭消毒を行う。

6. まとめ

　感染対策の実践で重要なことは，標準予防策の徹底と日頃からの健康管理である。患者だけでなく本人も推奨されるワクチンは接種するように心掛ける。そして熱や咽頭痛，突然の発疹など感染徴候を認めたら，直接仕事に従事せず，上司に相談し外来で診察を受けるなどのマナーも大事である。

[中澤武司]

📖 参考文献

1) 疥癬診療ガイドライン（第2版），日皮会誌，1-13；117(1)：2007.
2) 武重彩子，山口正和，岩田 敏，前澤佳代子，木津純子：医療従事者における流行性ウイルス感染症の抗体価測定とワクチン接種．日本環境感染学会誌，23-31；29：2014.
3) 日本環境感染学会：院内感染対策としてのワクチンガイドライン

4章 採 血

章目次

4.1：採血にあたって……………………………………90
　4.1.1　真空管採血，シリンジ採血の区分

4.2：静脈採血……………………………………………92
　4.2.1　標準採血法ガイドライン勧告の経緯
　4.2.2　静脈採血の基礎（採血部位の構図）
　4.2.3　採血室設備，物品
　4.2.4　採血部位
　4.2.5　採血事故防止

4.3：耳朶（耳たぶ）採血………………………………122

4.4：指先（指頭）採血…………………………………126

4.5：足蹠採血（新生児）………………………………128

SUMMARY

　臨床検査用の静脈採血は，2006年に日本臨床検査標準協議会（JCCLS）が標準採血法ガイドライン（SPG）を策定しており，それを遵守することが推奨されている．採血設備や装置は，採血を受けるものと医療従事者双方の安全を確保し，感染や穿刺時の神経損傷や血管迷走神経反射（VVR）を防止することが求められる．腕以外の採血として，耳朶，指先からの採血を実施する際も同様の対応が必要となる．

4章 採血

4.1 採血にあたって

4.1.1 真空管採血，シリンジ採血の区分

1. 真空管採血

　一般的な静脈採血は真空採血管に直接的に採取する方法である。真空採血管は採血管内を陰圧にすることで血液を自動的に採取でき，検査項目に対応して採血管の採取血液量が設定され，各種抗凝固剤なども充填されている。

(1) 真空採血管用ホルダー一体型穿刺針による採血

　通常の真空採血管を用いた採血は，穿刺針を専用のホルダー(図4.1.1)に取り付けて用いる。採血管本数が多い場合でも採血管に直接採取できる利点があり，採血管内部も滅菌されているため汚染防止となっている。反面，適切な手順で採血を行わなかった場合は採血管内の内容物や採取した血液が逆流して，患者の体内に入る危険性がある。製品によっては採血針が血管に入っているか確認できないなどの問題もある。さらに，細い血管や触知の難しい血管などには適さない。

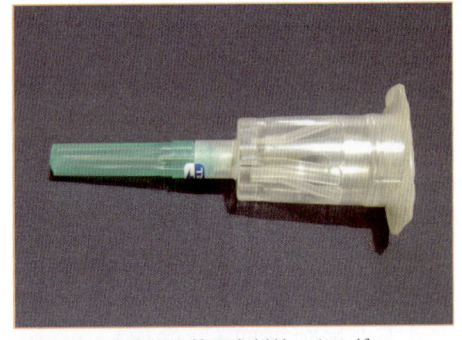

図4.1.1　真空採血管用穿刺針，ホルダー

(2) 翼状針による真空管採血

　近年，翼状針を用いる採血が増えている(図4.1.2)。ホルダー一

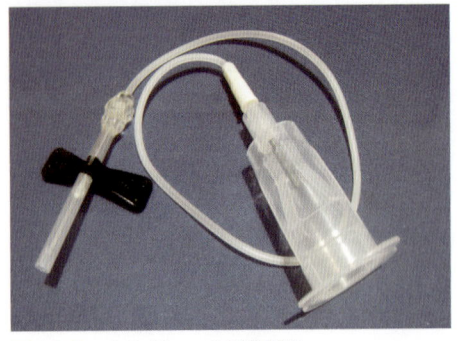

図4.1.2　ホルダー一体型翼状針

体型穿刺針と翼状針の先端形状に大きな違いがあり，翼状針は切り込みが浅く血管に挿入する場合は血管に沿って穿刺することが可能で，ホルダー一体型穿刺針とは穿刺の仕方が異なっている。穿刺角度が浅いために血管を貫通することは少なく，神経損傷の軽減にもなっている。また，針が血管に挿入された後は固定されており，真空採血管用のホルダーも離れていることから試験管を挿入する振動が伝わることはない。振動による血管貫通も直針に比して少ない。

2. 注射器（シリンジ）を用いた採血

　注射器具を用いるシリンジ採血（図4.1.3）は，真空採血管による採血が普及する以前から用いられている採取法である。シリンジ採血は逆血により血管の確保が視覚で確認できる利点があり，細い血管や触知が難しい血管でも採血が比較的容易となっている。採血後の試験管分注が最低必要量で済む一方で，試験管に分注する場合などに針刺し事故が多く起きていることや，分注時のコンタミが問題となっている。さらに，急激な血液吸引は赤血球破壊による溶血を誘発し，吸引が遅い場合は凝固することがある。使用にあたっては，これらの点を踏まえて採取方法を選択する。

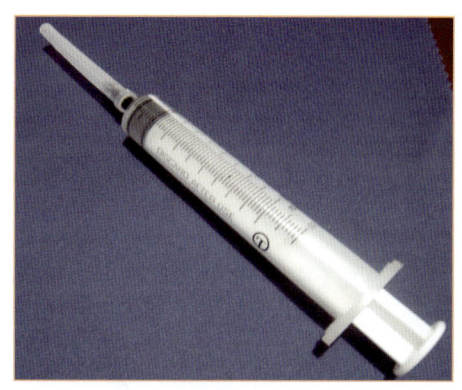

図4.1.3　シリンジ採血器具

4.2 静脈採血

4.2.1 標準採血法ガイドライン勧告の経緯

● 1. 標準採血法ガイドラインについて

　近年の臨床検査に用いる静脈採血では，真空採血管を用いた方法が多用されている。その真空採血管による採血は，2003年に採血管から血液が逆流して患者に感染リスクがあるとし，厚生労働省は真空採血管を用いた静脈採血に関しては，安全性確保のために以下のような通達[1]を出した。
① 駆血帯を装着した状態で採血管をホルダーに挿入しない。
② 採血管が室温に戻らないうちに採血しない。
③ 採血針を抜くまで，被採血者の腕の血管を圧迫したり動かしたりしない。
④ 採血管に血液が流入し始めた後は採血ホルダーに押し込むような力を採血管に加えない。

　さらに，2005年には真空採血管に関して，以下のような通達[2]が出された。
① 血液の逆流による細菌汚染を防止するため，内部が滅菌された真空採血管を使用する。
② 単回使用採血ホルダーを使用する。
③ 耐圧性能を有するゴムスリーブ付き採血針を使用する。

　よって，真空採血管使用での採血は，これらの通達を遵守して遂行する。また，シリンジ採血は真空採血管を用いて採血できない場合などに状況に応じて用いられることになる。
　そのほかに，2008年3月には「自己血糖値を測定するために用いる微量穿刺針」に関しても，血糖値を測定するための微量採血を目的とする穿刺針の装着器具を単回使用とするとする通達[3]が出ている。
　これらの通達を受けて，日本臨床検査標準協議会（JCCLS）は，採血を受ける者と医療従事者の安全を確保し，正しい検査結果の保証が可能でわが国の医療事

情を考慮したうえでの採血現場における実用性，わが国で入手可能な医療器材の性能と経済的な効率を考慮することを基本として，標準採血法ガイドライン（SPG）の策定に着手した。2004年の試案から2006年には成案第一版が発刊され，2011年に第二版の発刊に至っている(図4.2.1)[5]。

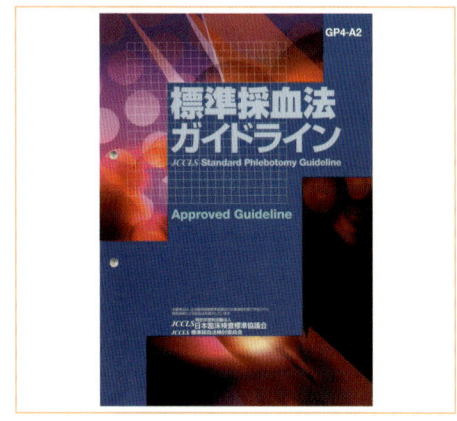

図4.2.1　標準採血法ガイドライン

2. 標準採血法ガイドラインの構成

このガイドラインの主な解説内容は，表4.2.1のとおりである。

このSPGは，現時点で国内においては最良の指導書と考えてもよい。よって，国内の一般医療施設においては臨床検査技師が担当する静脈採血に限らず，このガイドラインに沿った設備，物品を整備することが望ましく，採血手順においても感染防止，安全性確保の視点からガイドラインの遵守が求められる。

表4.2.1　標準採血法ガイドラインの主な内容

A 緒言	9 駆血帯
B 施設・必要物品	10 皮膚の消毒薬
(1) 採血室	11 ガーゼパッド
(2) 必要物品	12 鋭利器材用の廃棄容器
1 採血用椅子	13 絆創膏およびテープ
2 採血台	14 温タオル
3 採血用腕枕	15 速乾性手指消毒薬
4 使い捨て手袋	C 採血手順
5 採血に用いる針	D 採血手技に関する諸注意
6 注射器（注射筒）	E 採血器具に関する諸注意
7 真空採血管	F 緊急時の対応
8 ホルダー	G 標準採血法ガイドラインQ&A

用語　日本臨床検査標準協議会（Japanese Committee for Clinical Laboratory Standards；JCCLS），標準採血法ガイドライン（standard phlebotomy guideline；SPG）

4.2.2　静脈採血の基礎（採血部位の構図）

● 1. 静脈の走行

　体循環静脈は，表皮からの浅いところを走行することから皮静脈とよばれる浅在性静脈と，深部を走行することから深静脈とよばれる深在性静脈に分類される。皮静脈は皮膚と筋膜との間にある皮下組織を走行し，深静脈は深在性静脈と多数の吻合により結合しており，動脈と伴行していることから伴行静脈とよばれる[6]。

　体表の採血部位は原則として体のどの皮静脈でも可能であるが，一般的には皮静脈の走行が浅く，可動が少なく太い血管の多い肘関節前面が用いられる。そのような理由より，静脈採血の多くは腕からの採血が一般的となっている。

　臨床検査技師が採血する場合はあくまでも静脈での採取であり，動脈からの採取は認められておらず，上肢の皮静脈からの採取をすることが多い。本項では，一般的に採血に用いる皮静脈のうちで橈側皮静脈，尺側皮静脈，肘正中皮静脈の分布状態について記すが，皮静脈の分布形態は変化に富んでおり，1つにまとめることは難しい。

　手背の静脈網の橈側からの橈側皮静脈の走行は，手背の静脈網・静脈弓から起こる副橈側皮静脈との結合などがあり，かなり変化に富んでいる。手背の静脈網の尺側からの尺側皮静脈は，橈側皮静脈と比べると変化は少なく比較的安定した走行をしている静脈であり，橈側皮静脈と比較して茎が一般的に太い。肘正中皮静脈は肘窩において橈側皮静脈から斜め上方の尺側皮静脈に開口する。肘正中皮静脈は尺側皮静脈と橈側皮静脈とも連絡しているため，走行例によっては橈側正中皮静脈や尺側正中皮静脈に区分される[6]。

● 2. 静脈の分布

　これらの静脈での採血は，手背以外の採取で神経損傷発生の恐れがあるが，神経損傷に関しては明確な予防方法は提示されていないのが実状である。詳しくは神経損傷の項（p116　4.2.5参照）で記載されるが，採血手技で防げる点に関しては十分に注意して対応する。図4.2.2に示す血管分布は，前述のように決まった型に集約することが難しい。それと同時に動脈や静脈周辺の神経分布も万人が同じ状態で位置していない。SPGの参考資料1に記載されているが，とくに正中神

経は肘正中皮静脈や尺側皮静脈に近い部分を併走している可能性があるため，穿刺においては特段の注意を要する[5]。

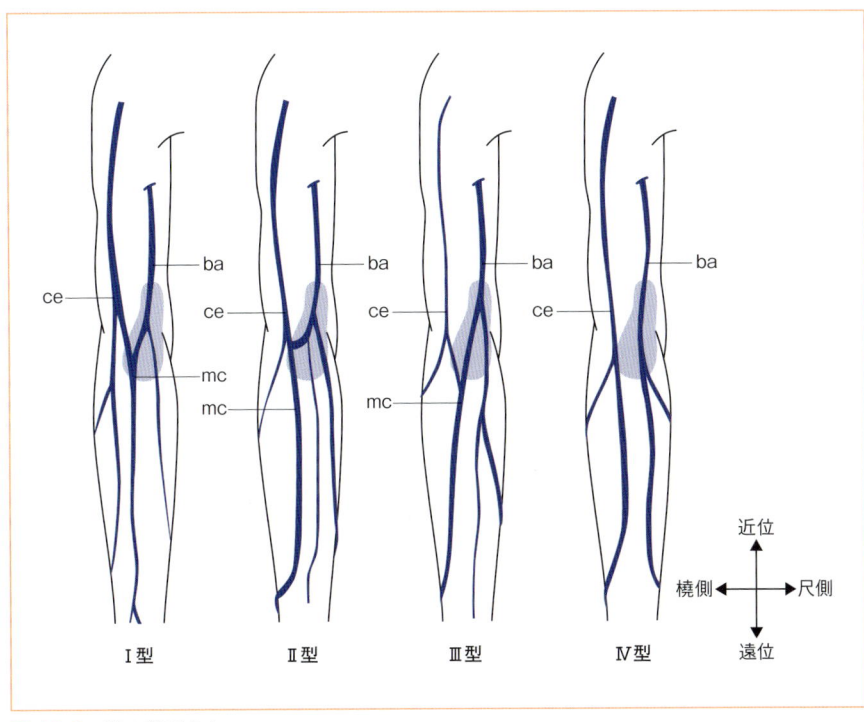

図4.2.2　腕の静脈分布
ba：尺側皮静脈，ce：橈側皮静脈，mc：肘正中皮静脈
（日本臨床検査標準協議会：標準採血法ガイドライン，2011，P54より引用）

4.2.3 採血室設備，物品

● 1. はじめに

　臨床検査に必要な血液の採取は，緊急検査を要する入院患者などは医師，看護師が中心となって病室などで実施しており，臨床検査技師が出張して対応している場合においても通常検査の採血が一般的である。
　複数の検査技師が勤務している中小の医療施設では，外来患者を中心に検査技師が採血を担当していることが多い。臨床検査のために採血する場合は，入院，外来を問わず検査技師が対応することが求められているが，いまだ外来患者のみに対応している比率が高い。
　本項では，外来での採血が多いことや固定設備の装備もあることより，外来採血室の設備，物品を中心に解説する。

● 2. 患者誘導

(1) 患者誘導と外来での待ち時間解消

　外来採血室での患者誘導は事故防止の第一歩である。採血受付から採血実施までの待ち時間が長いと患者からのクレームも多く，待ち時間対策を最優先としている施設も少なくない。外来患者の多くは受付から診察待ち時間，検査待ち時間，薬待ち時間，会計待ち時間などの時間を待ち時間として費やしているため，待ち時間の長いことを不満としているようである。そういう意味において，外来採血の待ち時間解消は急がれるところである。
　また，患者誘導を名前呼び出しで対応している事例もあるが，採血を早く済ませようとする意識をもつ患者は，採血室の前に来て座る傾向があり，違う名前にも反応することも珍しくない。氏名を呼ぶ患者誘導・案内では，患者間違いの発生を防止することは難しい。

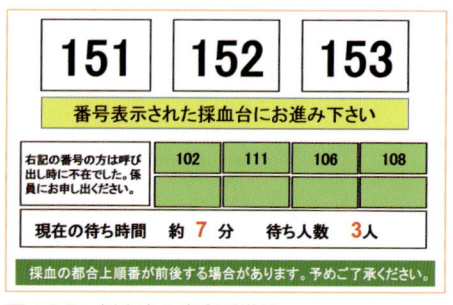

図4.2.3　採血室の患者誘導例

外来採血室での採血待ち患者は「知りたい情報の提供」を期待しており，それを満たすことで満足度が向上する．「この受付での待ち時間は，何人の患者が採血待ちしているのか」などはとくに知りたいことである．よって，このような情報を採血待ち患者に提供することが苦情解消の有効な手段となる(図4.2.3)．それにより，患者は「ここで待つか別の検査に行くか」などの次の行動を自己判断することが可能となる．少なくとも，採血受付してから採血実施までの待ち時間が解消されることは，患者の"イライラ感"を緩和することになる．

(2) 患者呼び出し
　採血室への誘導を含めて，氏名での呼び出しは個人情報保護の視点からも問題がある．プライバシーの確保も含めて，番号呼び出しの方法が聞き間違いも少なく，間違い防止として有効である．

(3) 採血台への誘導
　採血台への誘導に関しても配慮が必要となる事項がある．採血台への誘導に番号やアルファベットを掲示していることが多くみられるが，番号やアルファベットのいずれにおいても特定の文字には患者からのクレームがつくことはある．患者に嫌われる数字やアルファベットは数知れないが，とりあえずは可能な限り使用しないことが，よい関係を築くことにつながる．しかし，そのすべてに対応することは難しいため，関係者の適切な対応により改善する．

● 3. 採血の説明

　SPGの「C-1採血の説明」には，「医師は検査項目，その意義と検査の必要性，採血に伴う合併症，検査結果に関する個人情報の取り扱い等について，口頭で，もしくは文書を用いて患者に説明し，採血の同意を得ることが望ましい」と記されている[5]．SPGに記載されているように「現在のわが国の医療環境では，個々の採血に関して同意を書面で得ることは困難である」ことは否定できない．そのため，採血に関する注意事項は前もって説明用紙を作成して配布するなども可能な手段であると記載されている．

　患者からの採血に関する質問には，採血室で看護師か臨床検査技師が説明，または文書を配ることが多いようである．看護師または臨床検査技師がどの範囲まで説明してよいかは各施設で取り決めておくことが望まれる．採血に関する事故

■4章 採血

も多いため，採血の説明は患者自身に理解してもらう点からも非常に重要な要素となっていることを忘れてはならない。

SPGの巻末に説明文の参考文章が載っているので，自施設で工夫して患者一人ひとりに渡すとよい。

そのほかにも，何を検査するのかを知りたい患者も多く，図4.2.4に示すような採血管の説明も効果がある。また，各種検査の説明文章を「検査案内」として採血待ちコーナーに掲示（図4.2.5）して，持ち帰り自由とする対応も有効である。

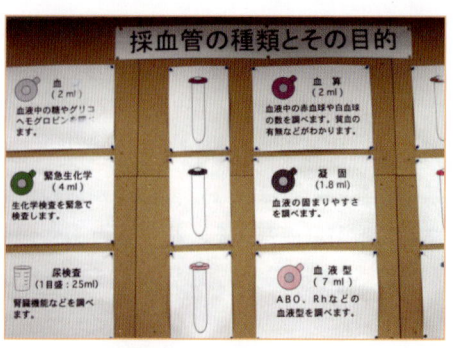

図4.2.4 採血管の用途説明例

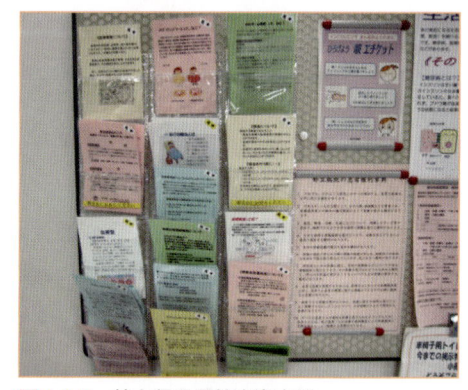

図4.2.5 持ち帰り用検査案内例

● **4. 患者確認**

(1) 患者自身に名乗ってもらう

採血時の患者確認は重要な事項である。採血時の患者間違いは，その後の診断，治療に大きく影響し，生命の危険性も否定できない。患者間違い防止に関してはSPGの「C-5 患者の確認」に「採血者は，採血前に患者自身に姓名を述べてもらう。同姓同名の可能性を考慮して，ID番号または誕生日など，姓名以外の情報を少なくとも一つ併せ確認することが望ましい」などの記載がある[5]。

採血術者が「○○さんですね」と聞いた場合には，「はい」と答えることも多く，それによる患者間違い採血は否定できない状況である。「名前をお願いします」と患者自身に名乗ってもらい，同姓同名の事前情報がある場合は，生年月日の確認をするなどで患者確認をする必要がある。とにかく**患者自身に氏名を名乗ってもらうことは非常に効果がある**。

98

(2) 採血管ラベルの氏名確認

次に，採血管準備装置などで準備された採血管ラベルの氏名確認を行う(図4.2.6)。同姓同名の場合は確実に患者自身の氏名文字が一致しているかを確認してもらう。**採血管などを揃えてラベルを示し，「これでよろしいですか」と再度確認を取る**とよい。この確認が終了するまで，採血行為は控えるべきである。

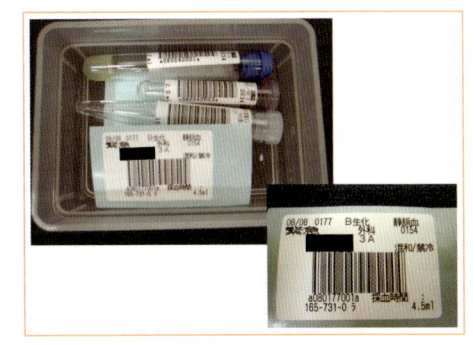

図4.2.6　採血管などの氏名確認

● 5. 採血室

SPGの「B-1 採血室」には「外来，救急室などの診療部門や検査室へのアクセスとともに，車椅子患者への対応なども考慮して設計されなければならない」，「患者のプライバシーが守られるような配慮がなされていることが望ましい」と記されている[5]。ここで注意しなければならないことは，施設構造に関しては別として採血状況が他の患者から観察できることや，部外者が覗くことが可能な状況は望ましくないと解される。よって，採血患者の待ち合いが採血室の中まで及ぶ中待ちは避けるべきである。とくに，採血状況がすべて観察できることは採血患者の心理的な安定性を左右する場合もある。また，採血中の隣同士の患者がみえることも好ましいことではなく，図4.2.7に示すような仕切などで採血台を区分するか，採血台の配置を工夫する。仕切はまったく動きがみえない状態では危険防止とはならないため，動きの判別ができる材質が望ましい。また，採血術者は隣同士で動作が確認できるようにして事故防止機能をもたせる。

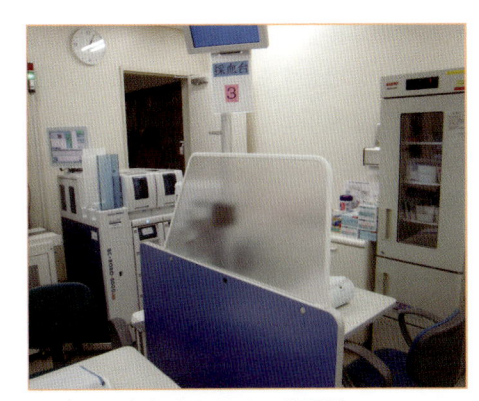

図4.2.7　患者プライバシー確保例

4章 採血

● 6. 採血台

　SPGの「B-2-2 採血台」の項には，「椅子の前に置き，採血する腕をのせるための台。腕の角度が下向きになるよう，やや低めのものが望ましい」，また「高さの調節が可能であればより便利である」や，「車椅子に座ったまま採血可能な台も準備しておくことが望ましい」と記されている[5]。

　これは採血時の患者姿勢や採血行為に不都合がないよう配慮するためのものであり，この条件に適合する採血台を整備することが望ましい。

　図4.2.8に，個別で電動昇降が可能な採血台を示す。このような採血台の幅は車椅子患者にも対応でき，奥行きは非常時に採血者が患者を捕まえられる幅とする。

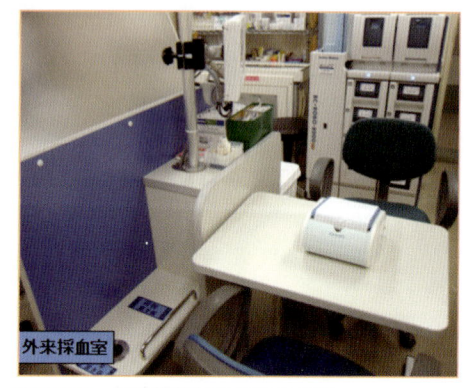

図4.2.8　昇降機能付き採血台の例

　臥位採血の場合は別として，車椅子採血は別にスペースを用意している場合もあるが，効率的な採血室運用とする場合は，このような例を参考とすることも一考である。

● 7. 採血用椅子

　SPGの「B-2-1 採血用椅子」の項には，「患者が安定した姿勢で座ることのできるものを用意する。患者が意識消失したときに転落しないような構造であること」が注意事項として記されている[5]。

　事故防止の一環として，**患者の転落防止として背もたれや肘付き椅子を用意する**（図4.2.9）。血管迷走神経反射（VVR）により気を失った場合などは，後ろに倒れて頭を打つことがある。これを防止するためにも必須である。

　また，採血に嫌悪感をもつ患者は採血針を腕に穿刺する際に後ろに動く傾向がある。このように患者が後ろに動こうとしても，椅子が動かないように工夫をする。一般的な椅子を採血椅子としている場合は滑車などを取り外して圧縮ゴムな

どと交換し，動かないようにすることを勧める。

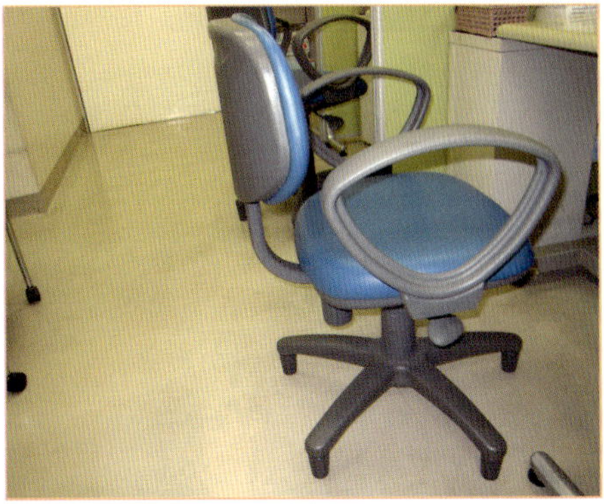

図4.2.9 採血時の患者用椅子

● 8. 手袋の装着

　SPGの「C-7 手袋の装着」に，「採血者は手袋装着に先立って流水と石鹸による手洗いまたは速乾性手指消毒薬による手指消毒を行う」，「採血者は両手に手袋を装着し，原則として患者毎に交換する。これは採血者の針刺し等の血液曝露による患者-採血者間での感染の可能性，および採血者の手を介する患者-患者間の交差感染の可能性を低減することを目的としたものである」と記載されており，手袋の単回使用を明文化している[5]。

　「B-2-4 使い捨て手袋」には，「ラテックス，ポリ塩化ビニル，ニトリルなどの材質のものがある。採血者および患者のラテックスアレルギーの可能性を考慮し，ラテックス以外の材質のものも準備する」と記されている[5]。基本的にこれらの点を取り入れることは感染防止対策において必要である。

　採血における手袋の単回使用に関しては種々の異論もあるようであるが，他のメディカル・スタッフで診療，治療行為において一動作一手袋を実践したことが院内感染防止において顕著な成果となった例もあり，採血時の手袋単回使用は実行すべきである。

● 9. 駆血帯

　SPGの「B-2-9 駆血帯」の項には，「ゴム製のもの，ベルクロタイプのものなど。ラテックスアレルギーの可能性を考慮し，ラテックス以外の材質のものも準備す

4章 採血

る。駆血帯が血液で汚染された場合には消毒または廃棄する」と記されている[5]。

このうち、「駆血帯が血液で汚れた場合には消毒または廃棄する」と記載されていることへの対応には非常に難しいものがある。図4.2.10に、一般的に利用されている駆血帯を示すが、破棄することを想定して大量の駆血帯を用意している施設はあまり多くない。

血液で汚れた場合は明確に判断できるが、汗や皮膚の常在菌での汚染は判別できない。一時的な消毒はアルコール綿での清拭が想定できるが、十分なものとは考えられない。現実に数名の患者を採血し、血液などの汚染がみられない駆血帯の表面を培養した場合、図4.2.11に示したように表皮常在菌が多く検出される。一般的に表皮常在菌で危険を伴わないことが明確な場合を除いて、同じ駆血帯を多くの患者に使用することは感染防止対策上からも問題が残る。

患者の中には、「そのゴムは嫌。新しいのにして」などと駆血帯の交換を要求する場合もある。患者の中にも単回使用の要望が高まっていると理解しなければならない。「1回ごとに捨てるのはもったいない」という考えもあるが、感染防止上からは検討する必要がある。

近年、これらに配慮した単回使用とする駆血帯が市販されるに至っており、この利用も検討する時期である。この使い捨て駆血帯はゴム製であり、色は選択肢

(a) ゴム製

(b) ベルクタイプ

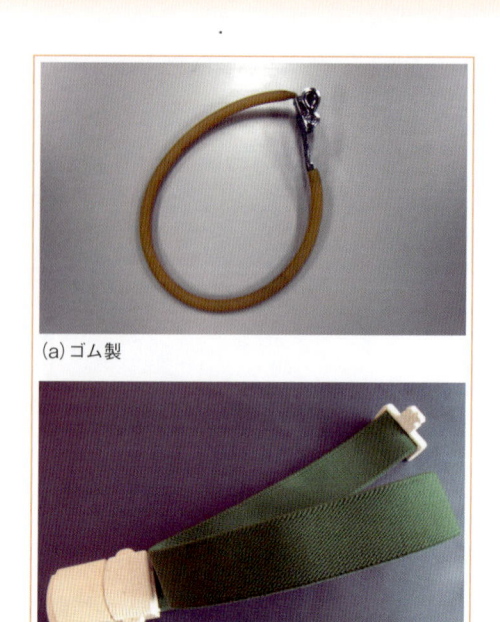

図4.2.10　一般的に用いられる駆血帯例

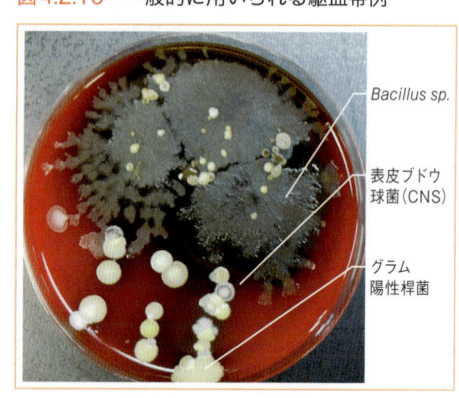

図4.2.11　使用済み駆血帯の培養

4.2 | 静脈採血

として自由である（図4.2.12）。ただし，注意点としてはゴム臭を消すために他の臭いをつけている場合などは，患者が嫌悪感を示す場合もあるので違和感のない製品を選ぶ。

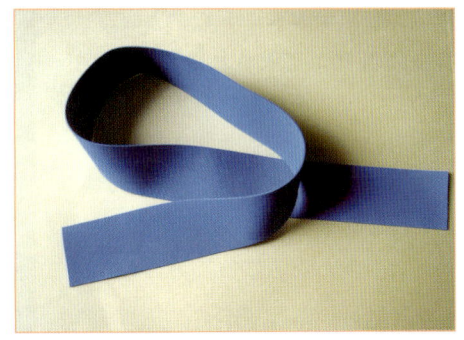

図4.2.12　使い捨て駆血帯

● 10. 採血用腕枕

SPGの「B-2-3 採血用腕枕」には，「腕を置いたときにずれたりすべることがない，安定した形状・材質のものを準備する。血液で汚染された場合には交換し，消毒する」と記されている[5]。

採血用腕枕は一般的には四角の市販採血枕を利用している場合が多い。図4.2.13.aの写真は，市販の四角い採血枕を，血液汚染を考慮してビニール濾紙で覆ったものである。図4.2.13.bは厚生労働省通達でアームダウンによる採血が求められたことより，アームダウンが容易となるよう三角枕を自作したものである。これらはとくに感染防止に配慮したものではない。

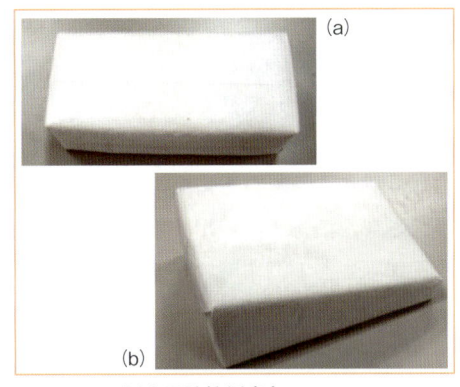

図4.2.13　採血用腕枕例（1）

2011年のSPGの改訂では「血液による感染防止のため，使用時に防水シート等で覆い，これを患者毎に交換するのも一法である」と新たな事項が追加された。感染防止上，採血用腕枕を患者ごとに交換することは非常に大変であり，交換できないのが現状である。採血用腕枕を多数用意することも不可能であり，いまだ採血枕の単回使用は実施されていない。また，シートを患者ごとに交換している施設も少ない。

近年，それに対応するように，図4.2.14に示すような，アームダウン対応で電

4章 採血

103

4章 採 血

動式，使用済みシートを巻き取る採血用腕枕が市販された。100名分のビニール濾紙がロールになっており，ボタンを押すと1名分巻き取る仕組みである。これを用いることで患者ごとにシートの交換対応は可能となる。

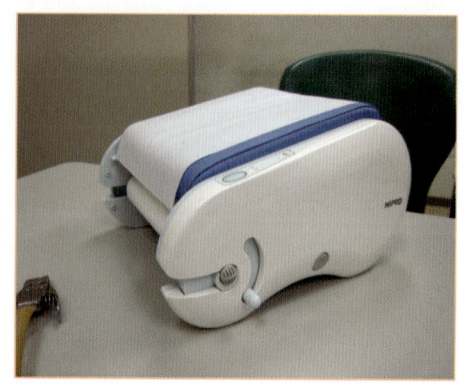

図4.2.14　採血用腕枕例(2)

● 11. 皮膚の消毒薬

　70%エタノール，またはイソプロピルアルコールを使用するのが一般的である。アルコール過敏症の場合はポピドンヨード，グルコン酸クロルヘキシジンを用いる。しかし，いずれもアレルギーが存在しているので，患者には事前に聞き取りをしておく。

　消毒薬の注意点としては，大量に作り置きした場合や市販の大袋梱包された消毒綿を使用する場合は，保存容器の開閉時に落下菌混入が起こる。開封後の時間経過で汚染の拡大を疑う場合は，単回用の消毒綿を使用する（図4.2.15）。

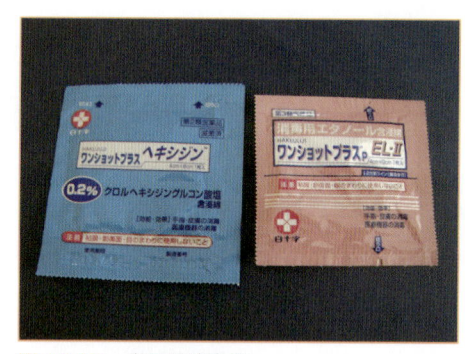

図4.2.15　単回用消毒綿

● 12. 採血に用いる針

(1) 採血針の種類

　SPGの「B-2-5 採血に用いる針」の項に，「採血針（真空管採血用の両方向針），注射針（注射器採血時に用いる直針），翼状針（翼付き針）があり，用途に応じて使い分ける」，「採血者の針刺しの可能性を軽減する目的で，針刺し防止機能がついたものもあり，必要に応じて使用する」と記載されている[5]。つまり，針刺し

4.2 | 静脈採血

防止機能がついている針を選ぶことを推奨している。この針刺し防止機能が付いている針としては翼状針がある。

　図4.2.16は，一般的な真空採血管用のホルダー一体型採血直針である。このような器具もホルダー内をガス滅菌し，シールを貼りホルダーに蓋をし，使用時まで空気中の細菌による汚染がないよう配慮されている。一般的に採血室での採血は，ホルダー一体型の直針を用いた場合は図4.2.17に示したような角度で針が血管に挿入される。その後採血管がホルダーに挿入されるが，血管に対する針の角度は大きく，直針は衝撃により血管を貫通する場合がある。採血管の交換時に採血管を針に押し込む行為により衝撃が針に伝わり血管を貫通する。

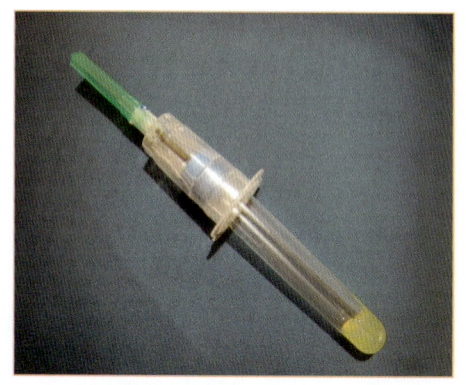

図4.2.16　真空採血管用ホルダー一体型直針

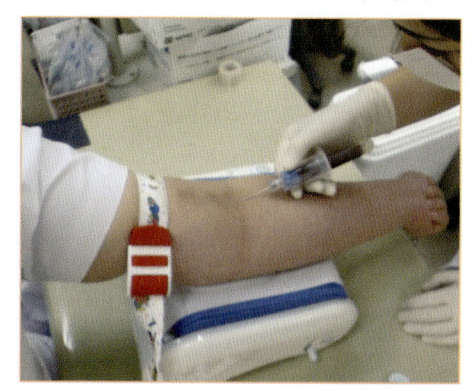

図4.2.17　ホルダー一体型直針による採血

> **採取のPoint**
> 直針による採血時には，採血管交換の挿入での衝撃緩和が重要となる。

　図4.2.18は，針刺し防止機能の付いた真空採血管用のホルダー一体型翼状針である。この製品もガス滅菌されて単包装化され，使用時までの感染防止対策がなされている。

　翼状針による採血では，図4.2.19のように針が血管にほぼ平行に挿入されるため，直針のような血管との角度の問題は解消される。採血管の交換時においてもホルダーが針から離れており，挿入時に衝撃が血管に伝わることはない。よって，

105

■4章 採 血

穿刺時に血管を貫通する恐れはない。

(2) 直針と翼状針の特徴

このように腕からの静脈採血に用いる針は直針と翼状針があり，その先端形状には大きな違いがある。図4.2.20に示すように，翼状針と直針の切断面は切り込みに差があり，ホルダーに直接ついている直針のほうは非常に鋭角な切り込みとなっている。切断面の長さも翼状針に比べて長く，穿刺が容易であると想定できる。直針は一定の穿刺角度を有しており，その角度で穿刺すると血管内血液流量が最大になるよう考慮されている。そのために少しの振動でも針先が鋭角であるため血管を突き破ることが懸念される。

一方，翼状針は切り込みが浅い。穿刺の仕方や角度の関係から異なっている。血管に挿入する場合もできるだけ血管に沿って穿刺することになる。その角度が浅いために血管を貫通することは少なく，そのことは神経損傷の軽減にもなっている。また，針が血管に挿入された後は固定されており，真空採血管用のホルダーも離れていることから試験管を挿入する振動が伝わることはない。振動による血管貫通も直針に比して少ないことになる。

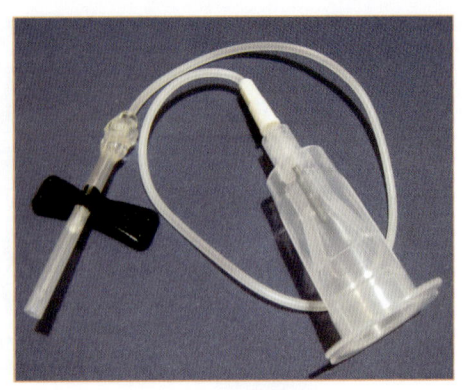

図4.2.18 ホルダー一体型翼状針

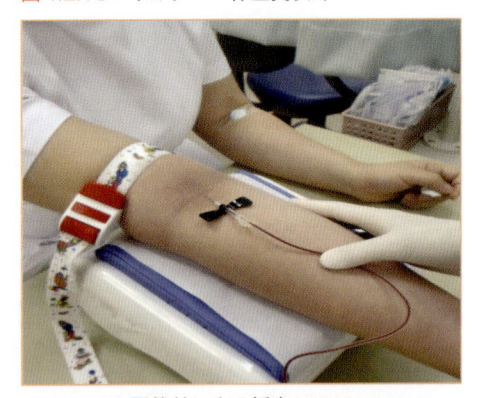

図4.2.19 翼状針による採血

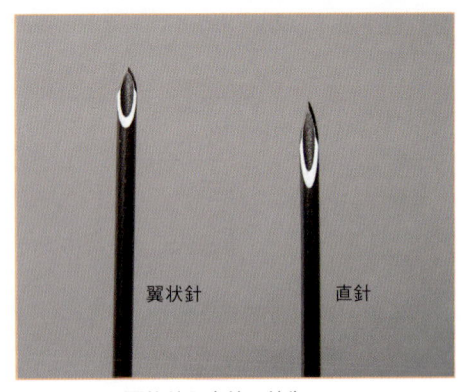

図4.2.20 翼状針と直針の針先

4.2 | 静脈採血

13. ホルダー

2005年の厚生労働省通達において，真空採血管用ホルダーは基本的に単回使用となっている。

SPGの「B-2-8 ホルダー」には，「採血針に接続可能なものを準備する。患者ごとに使い捨て（単回使用）とする」と記されており，洗浄しての再利用は禁止となる[5]。これは，ホルダーに付着した血液を介して交差感染を防止するためである。現在は針と一体型となっている場合が多く廃棄しやすくなっている。図4.2.21に一般的な単回使用ホルダーを示すが，再利用は控える。

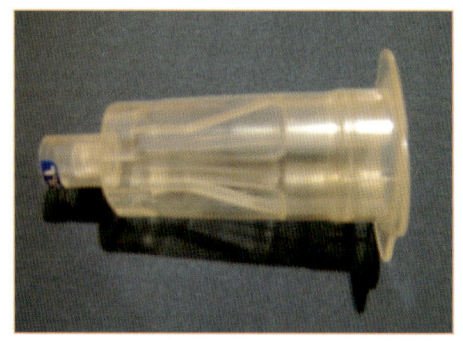

図4.2.21　単回使用ホルダー

14. 採血管（採血管の種類と採血順序）

本項では，受付から採血行為までを順序立てて記載している。SPGに記載されている内容が詳しいと考えられるが，日常業務においての流れに沿って説明している。

採血管準備装置などで用意された採血管は，次のように取り扱う必要がある。最初に抗凝固剤などの入った採血管は，軽く叩いて内容物を採血管の下部に落とす。これは内容物の逆流による健康被害防止のためである。通常は問題ないが，温度差によって生じる圧力差により採血時に採血管内容物が逆流することを防止するため，採血管が室温に戻っていることを確認する。

SPGの「C-18 採血および採血管の本数」の項に記載されている1回の採血本数制限は，真空採血管用採血のゴムスリーブ付き直針を用いた場合のものであり，翼状針を用いた場合には該当しない。採血管の本数が増えるに従って，採血針のゴムスリーブからの血液の漏れ出しにより採血管上部やホルダーを血液で汚染するリスクが増加する。そのため，1本の採血針により採血する採血管本数は原則として6本までであるが，漏れ出しや血液の付着が著明でない場合は，それ以上の採血も可能である。よって，ゴムスリーブからの漏れがみられない場合は，真空採血管6本以上の採血も可能である。

4章 採血

次に，SPGにも「E 採血器具に関する諸注意　1」として採血管の順序が記載されているが，真空採血管での血液採取には多くの注意事項がある。採血管の使用順序が検査結果に重大な影響を与えることは明確である。詳しくは本書6章（p202参照）で説明するが，抗凝固剤入り採血管に採取を必要とする場合の順序は，表4.2.2を参考にするとよい[5]。

表4.2.2　真空管採血の順序例

真空管採血の順序例（1）	真空管採血の順序例（2）
①凝固検査用採血管 ②赤沈用採血管 ③血清用採血管 ④ヘパリン入り採血管 ⑤EDTA入り採血管 ⑥解糖阻害剤入り採血管 ⑦その他	①血清用採血管 ②凝固検査用採血管 ③赤沈用採血管 ④ヘパリン入り採血管 ⑤EDTA入り採血管 ⑥解糖阻害剤入り採血管 ⑦その他

（日本臨床検査標準協議会：標準採血法ガイドライン，2011，P27より引用）

● 15. 廃棄物処理

　採血行為で生じる廃棄物は，基本的に感染性廃棄物である。外来採血室で使用した一連のアルコール綿，採血針，ホルダーなどが該当する。これらは，バイオハザードマークのついた容器に廃棄しなければならない。血液で汚染されたガーゼなどと鋭利な針などは区別が必要であるが，ハザードマークの色と容器の強度で分別する。SPGでは，「硬いプラスチックまたは金属製などのもので，非貫通性かつ容器ごと廃棄可能であり，誤って手を差し込むことのないようなものを準備する」となっている[5]。これは，黄色のハザードマークをつけた堅固な容器を用意することを意味している。また，手を差し込むなどで針事故が起こらないような形状容器であることが望ましい（図4.2.22）。

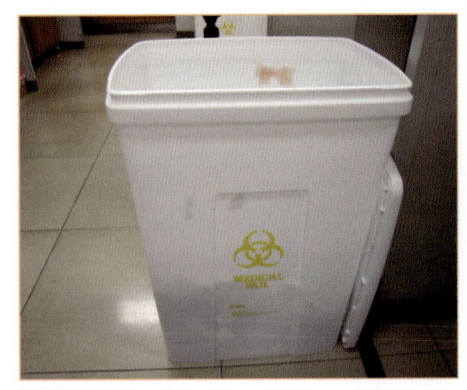

図4.2.22　バイオハザード容器

4.2 | 静脈採血

● 16. 止血処置（採血後の止血処置方法）

採血終了後の止血対応は患者個人の問題ではない。以下に記したように採血室スタッフの対応も求められている。

① ガーゼ付き絆創膏および止血用のテープを用意する(図4.2.23)。
② 通常の患者では，5分間程度，穿刺部位を圧迫するよう指示する。
③ 原病や抗凝固薬の服用などにより出血傾向がある患者には長めに圧迫するよう指示する。
④ 採血者もしくは医療スタッフは，完全に止血されたことを確認する必要がある。
⑤ 患者自身で圧迫止血することが困難な場合は，医療スタッフは適切な止血法を講じる必要がある。

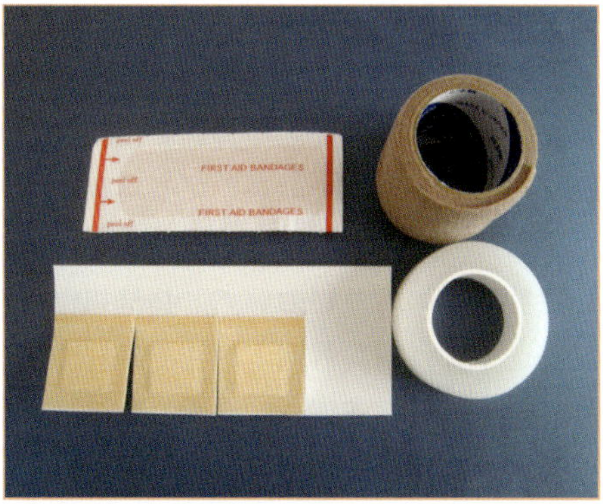

図4.2.23　止血用テープ例

スタッフが適切な指導をしない場合などは，止血が不十分であることでの衣服汚染，もしくは床などへの血液汚染が起こることもある。

［千葉正志］

4.2.4 採血部位

1. はじめに

　穿刺部位の安全性（事故防止を考慮した採血部位）を確保しない採血は，穿刺部位付近を走行している神経を損傷することがある。いわゆる神経損傷であるが，採血後の一定期間を経過しても疼痛，感覚異常，運動機能障害などが残っている場合が問題となる。

　肘窩部位の採血において，神経損傷の起こる頻度が高いと想定されるのが正中神経の本幹，前腕外側・内側皮神経である。一般的に神経の走行は個人差が大きく，定型の分布範囲を特定することはできないが，正中神経は尺側皮静脈および肘正中皮静脈の近傍を併走し，前腕外側皮神経は橈側静脈，前腕内側皮神経は尺側皮静脈の近傍を併走している。

　採血は神経損傷を防止できる箇所で，安全性が確保される穿刺が必要である。正中皮静脈を真空採血管用の直針で穿刺することは，必ずしも安全性が確保されてはいない。さらに，触手で血管を確認できる場合においても神経の走行は確認できないことから，神経の走行が近い位置にある尺側皮静脈の上部穿刺も危険性が高い。血管が触手確認できる際においても正中静脈は直下に神経が走行していることも多いことから，橈側皮静脈，下部尺側皮静脈，手背などが安全性の高い位置と考えられる。

［千葉正志］

2. 穿刺部位の安全性

　静脈採血において，穿刺する血管の選択は，種々の採血合併症，とくに神経損傷を防止するうえで極めて重要である[5]。表4.2.3に，注意すべき穿刺部位と生じ得る合併症についてまとめた[10]。以下に，安全性の面から注意すべき採血部位についてその理由とともに解説する。

表4.2.3 注意すべき穿刺部位

注意すべき穿刺部位	生じ得る合併症	危険度
肘の尺側，肘より遠位で深部の正中	正中神経障害	●
手首の橈側	橈骨神経障害	▲
手首の内側（手掌側）	腱・動脈の損傷	▲
乳房切除側の腕	リンパ流鬱滞	▲
透析シャントのある腕	シャントの閉塞	×
重症アトピー性皮膚炎や火傷の部位	採血困難・消毒薬の刺激	▲
感染のある部位	血流感染	×
下肢の血管	血栓形成	▲
動脈	出血	×（技師）

●：合併症に注意して穿刺
▲：避けるべきだが，医師の許可があれば穿刺可能な場合あり
×：穿刺不可

（大西 宏明：「患者に安全な採血」，臨床検査，2015を参考に作成）

● 3. 肘窩の尺側・肘窩より遠位の正中にある皮静脈⇒正中神経損傷の危険性

　腕には，細い皮神経が網の目のように走行しているのに加えて，太い運動・感覚神経も比較的浅い部分を走行しているため，大小さまざまな神経の損傷を生じる可能性があるが，とくに肘窩からの採血時に誤って穿刺しやすいのは，正中神経の本幹である。正中神経は肘の部位では尺側を走行していることが多く，一般的には肘の尺側にある皮静脈の穿刺を避けることが推奨されている。しかしながら，実際の採血現場では，ほかに穿刺可能な血管がなく尺側の静脈の穿刺が避けられない場合がある。一方，正中にある皮静脈を穿刺した場合にも正中神経損傷と思われる症状を経験する場合がある。これは，肘関節の遠位では比較的すぐに正中神経は尺側から正中に走行を偏位させるため，正中にある深部の皮静脈を肘関節の遠位から穿刺することで，正中神経を誤穿刺するものと考えられる。運動枝は主に拇指の運動を支配しており，正中神経障害が生じると拇指球が痩せ，拇指の運動障害が生じる。また，感覚枝は主に拇指から4指の掌側の感覚を司るため，障害時にはこれらの指の痛み・痺れなどの感覚異常が生じる。

　超音波検査機器を用いた健常成人における検討では，正中神経は上腕動脈の尺側1.5cmの範囲内に位置することがわかった[11]。したがって，肘の静脈を穿刺する場合，上腕動脈の尺側1.5cm（約1横指分）を避けることで，正中神経の損傷を避けられる可能性が示唆される（図4.2.24）。尺側や正中の深い静脈の穿刺は避けるのが望ましいが，やむを得ない場合はこのような手技を応用するのも一法であろう。

■4章 採 血

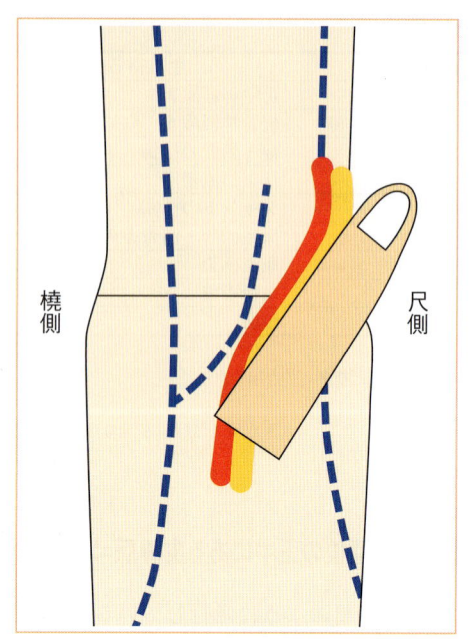

図4.2.24 正中神経と動脈，静脈の走行（右腕）
赤線：上腕動脈，黄線：正中神経，青点線：皮静脈
採血時には上腕動脈を触知し（動脈・正中神経間の距離および正中神経の幅を考慮し），動脈の尺側縁より1.5cmの範囲での穿刺を控えることにより，正中神経損傷を回避できる可能性が示唆される。

> **採取のPoint**　肘の静脈を穿刺する場合，上腕動脈の尺側1.5cm（約1横指分）を避けるのが望ましい。

112

● 4. 手首の橈側⇒橈骨神経浅枝損傷の危険性

　前腕・手背での採血も日常的に行われる手技であるが，手首の橈側を走行する橈骨静脈の付近には橈骨神経の浅枝が走行しており，しばしば神経損傷を生じるため注意が必要となる。橈骨神経は，肘窩外側で知覚枝である浅枝と運動枝である深枝に分枝するが，このうち浅枝は腕橈骨筋に覆われて下行し，前腕下位の高さで，この腱の背側あるいは腱を貫通して手背に向かう[12]。このとき，手首付近では比較的浅い部分を通るため，手首の橈側を穿刺した場合はこの神経が損傷される可能性がある。この際には，手指の第1-3指および手掌の背側の感覚麻痺や痛みが生じる。橈骨神経の浅枝には運動成分は含まれておらず，本神経のみの損傷では運動麻痺は生じないとされる。

　また，手首の橈側には外側前腕皮神経も走行しており，しばしば橈骨神経浅枝と交通がみられる。この神経の損傷でも，手の背側の感覚麻痺・痛みが生ずる可能性がある。これらの合併症を防止するため，<u>成人では手首の橈側での採血は避けるべきである</u>とされる。

● 5. 乳房切除を受けた側の腕⇒リンパ流鬱滞の危険性

　乳房の悪性腫瘍のため乳房切除を行う場合，以前は腋下のリンパ節を含む拡大リンパ節切除を行った例が多くみられた。このような術後の患者においてはリンパ流の通過障害が生じるため，同側の腕から採血する際に駆血を行うと腕のリンパ流鬱滞により著明な腕の浮腫が生じ，かつ長期間持続する場合がみられる。これは外観の変化に加え，こわばりなどの不快感を伴い，蜂窩織炎や潰瘍といった合併症を生ずる危険もあるため，<u>乳房切除を行った既往のある患者では，同側の腕からの採血は行わないことが原則</u>である。ただし，近年の乳がんにおける標準的外科手術では，乳房全摘出の頻度は減少し，またリンパ節乳清の範囲も縮小される傾向にあるため，リンパ流の通過障害が少ない場合もある。これは個々の患者の術式により状況が異なるが，乳腺外科医から採血の是非についての指示を受けている患者が多いので，患者からの申し出に応じて採血の是非について検討する。

　乳房切除術後の患者で医師からの指示が不明な場合は，できるだけ手術側と反対側の腕から採血すべきである。問題になるのは，患者から「乳房切除術後である」旨の申し出がない場合である。女性全例に乳房切除の既往を事前にたずねるのは現実的でないため，「何か採血の場所について担当医から注意されていること

4章 採血

はありますか？」と問いかけるなどして，このような患者を見逃さないことが重要である。また両側乳房の摘出を受けた患者では，やむを得ず下肢からの採血が必要となることもあるが，このような特殊症例については必ず担当医に採血部位について確認し，場合によっては診療科での採血を依頼することも必要であろう。

● 6. 透析シャントの造設された腕⇒シャント閉塞の危険性

　人工透析を受けている患者では，通常前腕部位で動脈と静脈をつなぎ合わせる内シャントが造設されている (図4.2.25)。この接合部は，血流の変化などにより凝血が生じやすく，とくに採血時の駆血で血流速度が低下すると血栓が形成され，いわゆる「シャントが潰れた」状態が生じ得る。1度の駆血でシャントが潰れてしまう可能性は低いと考えられるが，一旦凝血塊が生じるとそれを核として徐々に血栓が形成されるため，結果的にシャントの寿命が短縮してしまう危険がある。透析患者においてシャントは"命綱"であり，これを潰してしまうと再手術が必要となり，透析の遅れにより命にかかわる危険もあるため，**絶対に同側の腕から採血してはならない**。

　このような患者は，ほぼ間違いなく採血の危険性について説明を受けているため，患者の申し出に従うことで危険は避けられると思われるが，意志の疎通の悪い患者などでは，腕の外観からシャントの造設の有無について確認し，シャントがあると思われた場合には担当医に確認するなどして，危険を避けるべきである。

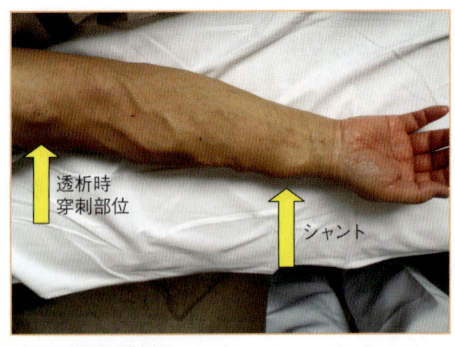

図4.2.25　透析シャント
（写真提供：杏林大学医学部 腎臓・リウマチ膠原病内科　要 伸也教授）

> **採取のPoint**
> シャント側の腕のどの部位からも採血してはならない。とくに駆血は厳禁である。

● 7. 重症のアトピー性皮膚炎や火傷がある部位⇒採血困難・消毒薬の刺激の危険性

　重症のアトピー性皮膚炎や火傷がある部位は，皮膚の上から血管を確認するのが困難な場合が多く，しばしば採血困難となる。また，消毒薬による刺激が健常皮膚部位よりも強くなる。とくに，アトピー性皮膚炎は両側の肘の屈側に生じる場合が多いため，このような患者では前腕や手背などで比較的炎症の軽い部分から採血を行うことが勧められる。

● 8. 感染のある場所⇒血流感染を生じる危険性

　皮膚の感染が生じている場所は，皮膚の外表を消毒しても皮下に微生物が存在し，穿刺によりこれらの微生物を血流に乗せてしまう危険がある。通常の免疫力の患者では血管炎やリンパ節炎などが生じるが，免疫力が低下している患者では血流感染が生じる可能性もあるため，避けるべきである。

● 9. 手首の内側（手掌側）⇒腱や動脈を穿刺する危険性

　手首の内側は，腱や動脈が皮下の浅い部分を走行しており，これらを誤穿刺する危険性があるため，採血は避けるべきである。

● 10. 下肢⇒血栓形成の危険性

　下肢の採血では，血栓が生じる危険性が高いとされるため，避けるべきである。とくに，血栓傾向のある患者や下肢静脈瘤のある患者では血栓が生じやすいため，行うべきではない。筆者の施設では，下肢からの採血しかできない患者については，原則として外来採血室では採血を行わず，診療科での採血を依頼している。

● 11. 動脈⇒出血の危険

　臨床検査技師が動脈からの採血を行うことは認められていないため，行ってはならない。

［大西宏明］

4.2.5 採血事故防止

1. 神経損傷防止

採血による神経損傷の原因は，(1) 採血針による直接的な神経線維への損傷（直接的損傷）と，(2) 採血により出血してしまった結果できた血腫，皮下出血による神経線維への圧迫（間接的損傷）である。

(1) 採血針による直接的な神経線維への損傷（直接的損傷）防止
① 採血前
a) 採血器具の選択
　肘窩での静脈採血では，翼状針付ホルダーを用いた真空管採血法が神経損傷防止の観点から推奨される。直針付ホルダーと比較して翼状針付ホルダーでは，採血の成功率（逆血の視認性がよい），適正な穿刺角度を保つことができること，採血管の出し入れによる採血針への動揺性が少ないことなどが理由にあげられる。
b) リスクを知ったうえでの穿刺部位の選択
　肘窩では，皮神経が皮静脈の上を走行することがあることから皮神経損傷のリスクは不可避である。内側前腕皮神経は外側前腕皮神経と比較して皮静脈の上を走行する割合が多いことから，肘正中皮静脈の尺側への穿刺，あるいは尺側正中皮静脈穿刺では皮神経損傷のリスクが高いとされている[13,14]。肘正中皮静脈の尺側，あるいは尺側正中皮静脈は，肘正中皮静脈の橈側，あるいは橈側正中皮静脈と比較して静脈弁の数が多い[14]。静脈弁は採血の失敗の原因になり，神経損傷の遠因にもなりうる（採血針が静脈内に穿刺されていてもその先が静脈弁に触れることで逆血がないことがあり，採血者は血管内に入っていないと判断し，さらに先に針を進めてしまう）。
　肘窩での採血困難者への穿刺部位を考慮するうえで，前腕でのリスクの高い場所は知っておく。手関節から5cm以内の橈側皮静脈（前腕）は神経損傷の頻発地域である。その理由は，近傍に，外側前腕皮神経だけでなく，橈骨神経浅枝が走行していることである[15]。
c) 採血手技での注意点
　採血針の穿刺角度を10～30度にする理由は，採血針が神経線維を誤穿刺したとしても軽症で済むからである。穿刺角度が大きいと，神経幹が完全に離断する

ことが多くなる。

　皮静脈が細い場合，採血針が血管を貫通し，神経を誤穿刺してしまうことを懸念する。それに対する工夫には，①保温で血管径を拡張させる，②手関節を内転させることがあげられる。手関節を内転させると，肘窩を構成する筋肉の位置が変わり，それにより扁平な形をしている皮静脈が圧迫され，丸みをもつ効果が得られる。その効果が約50％との報告がある[16]。採血を成功させる手技が結果的に神経損傷を防止することにつながっている。

　逆血がないからとの理由で，採血針をむやみに深くには進めない。肘窩深部には，運動神経や動脈が走行しており，その距離は意外に短い。肘窩の解剖を確認する。

②採血中

　採血中に神経損傷が疑われる症状が発生した場合，速やかに採血中止（抜針）を当該患者に打診し，了解を得られ次第抜針する。神経損傷が疑われる症状は，指先にしびれ，灼熱感を伴う痛み，いつもより痛い（激痛）などである。

③採血後

　採血後に神経損傷の症状を訴えた場合は，院内のフォローアップ体制に従い，適切な説明と事後対応を行う。総和神経損傷の概念があり，穿刺時の疼痛を契機に別に潜在している神経痛の原因疾患がみつかることがある。フォローアップする者はその点については知っておく[17, 18]。たとえば，神経損傷の疑いのある患者で，結果的に穿刺と関係がない手根管症候群が発見されている事例があり，筆者も患者対応の中，類似した事例を経験した。

(2) 採血により出血してしまった結果できた血腫，皮下出血による神経線維への圧迫（間接的損傷）

　血腫，広範な皮下出血を防止することが，間接的な神経損傷を回避することになる。

　血腫の原因は上腕動脈への誤穿刺であり，血腫，偽性動脈瘤形成により神経線維（正中神経の場合が多い）を圧迫する[19]。正中神経は上腕動脈からの出血由来の血腫と上腕二頭筋膜に挟まれやすい解剖学的位置を走行している。

　広範な皮下出血により上肢が循環不全になり，神経損傷を引き起こす病態は区画症候群である[20]。区画症候群を起こすような皮下出血の原因は，凝固障害，抗凝固薬使用によるものが多い。

①採血前
a) 抗凝固薬使用の確認
　「血液をさらさらにする薬を飲んでいますか？」のように，抗凝固薬の内服状況を聞き出す．疑ったら，採血後の止血を十分行う．
b) 動脈走行を考慮に入れた穿刺
　尺側に存在する皮静脈穿刺の際には，採血前（駆血帯をする前）に動脈の拍動を確認する．日本人の約20％で，表層上腕動脈が既知の上腕動脈より表層を走行している[14]．
②採血中
　穿刺した針先に拍動を感じたら，動脈誤穿刺を疑う．疑ったら，採血後の止血を十分行う．
③採血後
　駆血帯解除後，穿刺部位が膨らんできたら，動脈誤穿刺を疑う．疑ったら，採血後の止血を十分行う．

2. 血管迷走神経反応（VVR）への対処

　血管迷走神経反応（VVR）への対処は，その機序を知り予防法，対処法を理解することである．

(1) 反　応

　血管迷走神経反射（VVR）は，そもそも出血性ショックの初期反応であり，出血による循環血液量減少の信号を心室容積減少として捉え，迷走神経を奇異的に発火させることで血圧低下を起こし，それにより止血を図るという防御的反射である．その反射が穿刺時に起きる合併症を血管迷走神経反応（VVR）という．外来での検査目的の採血では，通常，座位採血である．座位は臥位に比較して静脈還流量が少ない姿勢であり，そのうえ患者には，原病の不安，針による痛みへの極度の緊張があり，食待ち採血による脱水傾向（食待ちとすると水を取らない患者も多い）などが重なって，心室容積が減少することが検査採血でも起こるのである（図4.2.26）．

　🖉 用語　　血管迷走神経反応（vasovagal reaction；VVR），血管迷走神経反射（vasovagal reflex；VVR）

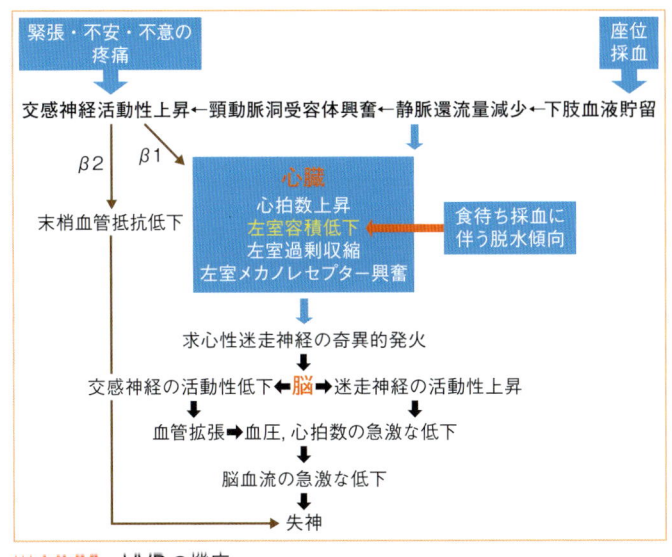

図4.2.26　VVRの機序

　VVRは発生場所により分類され，病院内VVRと病院外VVR（遷延性VVR）がある。検査採血では病院外VVRが起きることは極めて少ない。その理由は，発生時間は採血後5分以内が多いからである。したがって，検査目的の採血での止血時間内に気分不良がなければ，その後VVRを起こすことは極めて少ない。一方，自己血採血，献血では，病院（施設）内だけでなく，帰宅途中（採血後6時間以内）で起きることがあるので，別途対策は必要である。

　VVRの症状としては，吐き気，嘔吐，気分不良，冷汗，けいれん，意識消失などで，徐脈を伴う血圧低下である。また，反復性かつ重症（けいれん，意識消失，心停止など）を呈するVVRを悪性VVRという。VVR既往者，血液恐怖症，針恐怖症の中に，とくに若年者には，悪性VVRが潜在している可能性がある。

(2) 予防法
①採血環境の整備
　VVRの発症原因の1つである緊張，不安を解消するために，BGMを流す，テレビ，ビデオなどの映像を流すなど，リラックスする環境を整備する。また，採血待合室から採血現場，採血台からほかの患者の採血風景が見えない配慮がVVRの予防になる。採血の待ち時間対策も重要で，待たされるといらいらするほか，余分なことを考えてしまい，不安を増強することもある。

急変時の対応として，血圧計の設置のほか，救急カート，AEDなどのような救急備品を整備しておく。

②採血者の心構え

患者観察，あいさつ，問診などから判断する医療従事者としての"カン"しか，悪性VVRを予見する方法はない。VVRの既往を申告し，今度も起こしそうと判断した場合は，臥位での採血を勧める。臥位による静脈還流量増加で，VVRの予防になりうるとともに，万が一発症した際には，頭部外傷になりにくい姿勢であるからである。また，採血者としては，自分の不安を患者に悟られてはいけない。自信をもって採血業務をしていただきたい。

(3) 対処法

①初　療

上記症状が発生したら，バイタルサインを確認する。臥位，下肢挙上，衣服を緩めるなどを行いながら，応援を呼ぶ。

②対処法

必要に応じ，血管確保，補液，アトロピン，昇圧剤などを使用する。

［藤田　浩］

📖 参考文献

1) 真空採血管の使用上の注意等の自主点検等について(薬食安発第1117001号)，2003年11月17日
2) 真空採血管等における使用上の注意等の追加等について(薬食安発第0104001号)，2005年1月4日
3) 採血用穿刺器具(針の周辺部分がディスポーザブルタイプでないもの)の取扱いについて(薬食安発第0303001号)，2008年3月3日
4) 大西宏明：新たな標準採血法ガイドライン(GP4-A2)の概要について，JJCLA，2011；37：187.
5) 日本臨床検査標準協議会(JCCLS)編：標準採血法ガイドライン(GP4-A2)，2011.
6) 五味敏昭：安全・確実な静脈採血(肘窩)に必要な解剖学的知識，Medical Technology，2010；38：14-20.
7) 大西宏明：感染対策からみた正しい採血手技とは？，Medical Technology，2010；38：27-32.
8) 岡本佐和子：採血に伴うコミュニケーションのツボ，Medical Technology，2010；38：48-51.

9) 千葉正志：採血時の感染防止対策．第8回首都圏ラボラトリーフォーラム講演集，15-27，2009．
10) 大西宏明：「採血から分析前までのエッセンス　患者に安全な採血」，臨床検査，2015；59：6-11．
11) Ohnishi H, Urata T, Takano M, et al.：A novel maneuver to prevent median nerve injury in phlebotomy. Ann Intern Med 151：290-1, 2009.
12) 佐藤達夫，秋田恵一（編）：日本人のからだ　解剖学的変異の考察．東京大学出版会，2000．
13) Yamada K, Yamada K, Katsuda I, et al.：Cubital fossa venipuncture sites based on anatomical variations and relationships of cutaneous veins and nerves. Clin Anat, 21(4)：307-313, 2008.
14) Mikuni Y, Chiba S, Tonosaki Y. Topographical anatomy of superficial veins, cutaneous nerves, and arteries at venipuncture sites in the cubital fossa. Anat Sci Int, 88(1)：46-57, 2013.
15) Poublon AR, Walbeehm ET, Duraku LS, et al：The anatomical relationship of the superficial radial nerve and the lateral antebrachial cutaneous nerve：A possible factor in persistent neuropathic pain. J Plastic Reconstrucive & Anesthetic Surg, 68(2)：237-242. 2015.
16) 栃尾人司，五十嵐昭一，老田達雄，他：肘正中皮静脈からの採血における血管検索テクニック，前腕内転法の有用性について．医学検査，2009；58：1221-1224．
17) 山本真一，東夏奈子，三上容司：当院における外来採血時の末梢神経損傷　日本手外科学会雑誌，2012；29(2)：55-57．
18) 嶋裕子，喜田久美，菅野和加子，他：血管穿刺時の神経損傷・神経障害の新概念による病態解明とその予防　その2　血液事業，2012；34：573-577．
19) Newman BH：Arterial puncture phlebotomy in whole-blood donors. Transfusion, 41(11)：1390-1392, 2001.
20) Roberge RJ, McLane M.：Compartment syndrome after simple venipuncture. J Emerg Med. 17(4)：647-649. 1999.

4.3 耳朶(じだ)(耳たぶ)採血

　耳朶採血は，成人および乳幼児において静脈血からの採血が困難な場合に実施の対象となる．本採血は採血量が少量となるため，測定項目が少数である場合や，塗抹標本だけを作製する場合などに限定される．耳朶採血の長所は静脈採血と比べて手技が簡単で，確実に採取できることである．

● 1. 穿刺部位の安全性

　耳朶は指先に比較して痛みに鈍感であること，採血手技が患者に見えにくいことなどの理由により，採血部位としてよく選択される．

　穿刺部位は耳朶の最下縁部分（耳たぶ）が最も適している（図4.3.1）．この部位は毛細血管に富むため，出血量が比較的多く，穿刺後の血液が下方に流れ出し，採血管などの容器や引きガラスに採りやすく処理がしやすい．また，採血後の圧迫止血が容易に行える．一方，耳介軟骨側は毛細血管が少ないため採血しにくい，出血量が少ないなど，処置に不適切であることから推奨できない[1]．

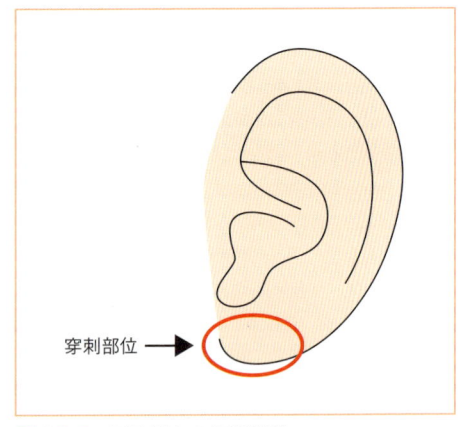

図4.3.1　耳朶採血の穿刺部位

● 2. 採取方法

(1) 使用器具

　微量採血のための穿刺器具としてランセットやメス，ディスポーザブル採血針などを用いる（図4.3.2）．さらに穿刺部位を清拭するための消毒用のアルコール綿やクロルヘキシジン綿，滅菌ガーゼ，毛細血管採血用の容器などを準備する（図4.3.3）．また，感染防止のため手袋を着用する．

4.3 | 耳朶（耳たぶ）採血

> **MEMO**
>
> **穿刺器具についての注意事項**
> 穿刺器具は，製品によって採血する部位が限定されているもの，耳朶からの採血を禁止しているものがあるため，使用する穿刺器具の添付文書をよく確認する。

(2) 採取前のポイント

血糖値測定を行うときは食事の有無，またその時間を確認する。採血部位が冷たいと，穿刺しても十分量採取できないことがあるため，あらかじめ蒸しタオルなどで耳朶を温めておくとよい。

(3) 耳朶採血方法

① 髪が耳にかかるようであれば，穿刺の邪魔にならないようピンで留める（図4.3.4.a）。
② 患者の着衣に血液が付着しないように，ガーゼなどを襟や肩付近にかける。
③ 穿刺部位を消毒綿でよく清拭し乾燥させる。
④ 耳朶を親指と示指か中指でつまむようにして表面を伸展させ，軽く盛り上がらせランセットなどで穿刺し，切創をつくる（図4.3.4.b）。
⑤ 自然に血液が湧出しないときは，切創周辺を軽く絞り，血液を押し出す。

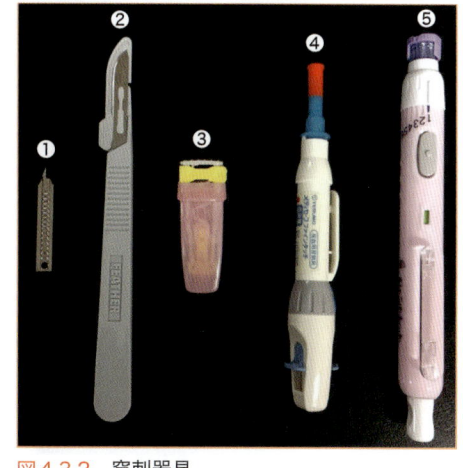

図4.3.2 穿刺器具
①ランセット，②メス，③ディスポーザブル採血針，④，⑤採血用穿刺器具

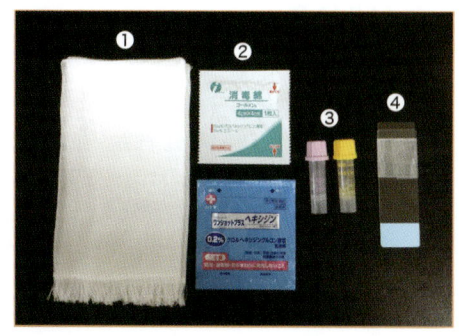

図4.3.3 使用器材
①滅菌ガーゼ，②消毒綿，③毛細血管用採血管，④塗抹標本作製用引きガラス

■4章 採 血

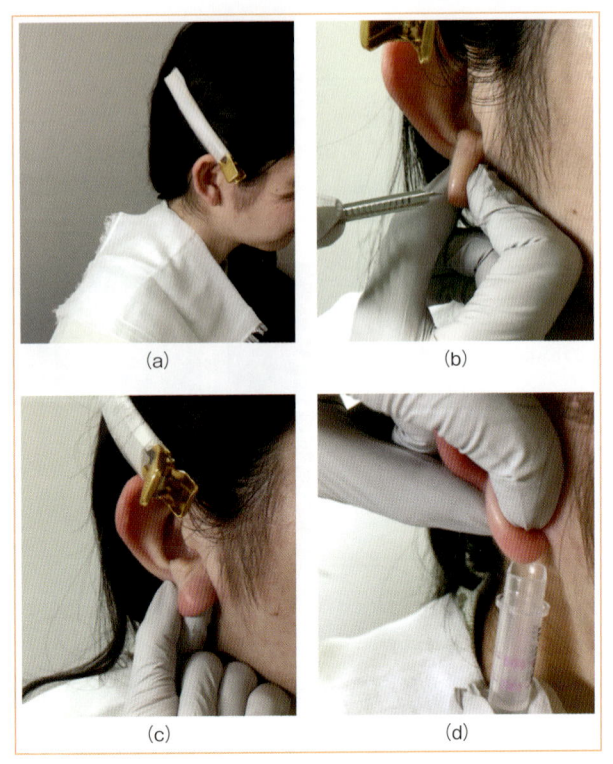

図4.3.4　耳朶採血法

MEMO

　耳朶などの組織が薄い部位では，耳朶の裏に指を添えながら穿刺すると(図4.3.4.c)，耳朶を貫通したランセットにより自分の指を刺す恐れがあり，さらには，血液を介した感染の危険が生じる[2]。また，厚生労働省から発行された「医薬品・医療機器等安全性情報」には，「貫通のおそれがある場合には，他の組織の厚い部位での穿刺について検討すること」と記載がある[3]。

⑥当施設においては，最初に湧出した1滴は組織液が混入している恐れがあるため捨て，次いで湧出した血液から採取する(図4.3.4.d)。
⑦抗凝固剤入りの採血管に採取した場合は直ちに容器のキャップを閉め転倒混和し，よく撹拌する。
⑧採血が終了したら穿刺部位を滅菌ガーゼの上から指で圧迫し止血する。その後患者自身で3〜5分間押さえるよう説明する。

4.3 耳朶（耳たぶ）採血

> **採取のPoint**
>
> 無理に血液を絞り出すと組織液が混入し，測定値に誤差が生じたり，血液が凝固するため抗凝固剤を用いる検査に使用できなくなる。その場合は採血をやり直す。
> 最初に湧出した血液中の組織液や血小板凝集などにより出血が止まることがあるため，湧出後は直ちに拭い去る。

［松澤真由美・野木岐実子］

参考文献

1) 日本検査血液学会：「検体の採取と保存」，スタンダード検査血液学 第3版，70-72，日本検査血液学会(編)，医師薬出版，東京，2014.
2) (独)医薬品医療機器総合機構：微量採血のための穿刺器具による採血時の注意について，医薬品医療機器総合機構PMDA医療安全情報 No.18, 2010.
3) 厚生労働省：微量採血のための穿刺器具の取扱い時の注意について，医薬品・医療機器等安全情報 No.267 2010.

4.4 指先(指頭)採血

　指先採血は耳朶採血と同様に毛細血管採血法の1つで，わが国では自己血糖測定時に用いられることが多い。

● 1. 穿刺部位の安全性

　指先採血では手技が患者の目にふれることや，耳朶に比較すると痛みを強く感じたり，ものに触れる機会が多いため感染のリスクが高まることが難点である。しかし，本採血は耳朶よりも多量の採取が可能であり，また，圧迫止血が容易であるなど利点も多い。

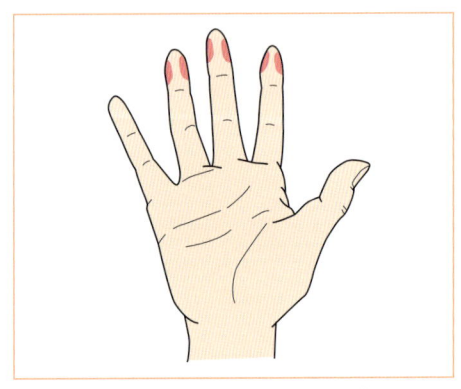

図4.4.1　指先採血の穿刺部位 (赤色部)

　採血部位は示指，中指，薬指が用いられるが，中指の指先を選択することが多い (図4.4.1)。

● 2. 採取方法

(1) 使用器具

　耳朶採血法とほぼ同じであるが，血糖測定など検査目的によってメーカー専用の穿刺器具や採取器材がある。

> **MEMO**
>
> **穿刺器具についての注意事項**
> 　耳朶採血同様，穿刺器具は製品によって採血する部位が限定されているものがあるため，使用する穿刺器具の添付文書をよく確認する。

4.4 | 指先(指頭)採血

(2) 採取前ポイント

採血前に石鹸を用いて流水で手を洗い，完全に水気をとる。果物などの糖分を含む食品などに触れた後，そのまま指先から採血すると指先に残った糖分が血液と混ざり，血糖値が偽高値となる恐れがある[1]。

採血部位が冷たい場合は，40℃くらいのお湯に手を浸し温める。

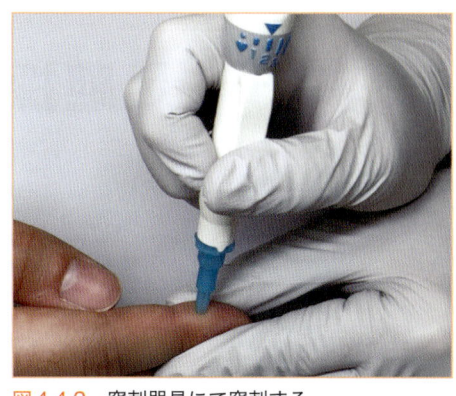

図4.4.2　穿刺器具にて穿刺する

(3) 指先採血方法

以下に，自己血糖測定方法について説明する。
① 指の側面を消毒綿でよく清拭し乾燥させる。
② 穿刺部を穿刺器具にて穿刺する（図4.4.2）。
③ 穿刺後，指の付け根から指先に向けて揉むように押し出す。
④ 湧出した血液を採取し測定する（図4.4.3）。

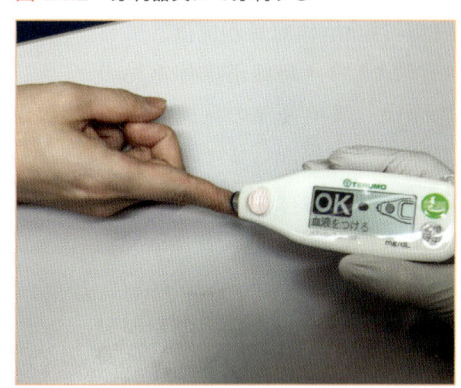

図4.4.3　血液を採取する

⑤ 測定が終了したら穿刺部位に絆創膏を貼るなど必ず止血する。

> **採取のPoint**　指先から血液を強く絞り出すと，組織液が混入し測定値に影響する。臨床化学検査および血液検査を目的とした場合より，ごく少量（0.3〜2.0μL）で検査が可能である。必要量は測定機器により異なるので添付文書をよく確認する。

［松澤真由美・野木岐実子］

参考文献

1) メディセーフ®針（ファインタッチ®専用）添付文書　第3版　2011．

4章 採血

4.5 足蹠(そくせき)採血（新生児）

本節では，日本臨床衛生検査技師会より発行されている『一般検査技術教本』のP217～220の内容を参考に，新生児の足蹠(そくせき)採血に必要な器具，手順を解説する。

● 1. 新生児の血管の位置

新生児の踵では，皮膚表面の0.35～1.6mmに血管が位置しており（図4.5.1），超低出生体重児の場合は，踵中央部の足底表面から踵骨（calcaneus）までの距離は2.4mm未満，踵後方曲面部はその半分以下であることがわかっている。よって，超低出生体重児の踵底面から2.4mmより深く穿刺した場合には，骨を損傷する可能性がある。

1歳未満乳児の穿刺禁忌部位として踵後方曲面，踵中央部（神経・腱・軟骨などが位置している）があげられており，図4.5.2に乳児の穿刺部位として推奨される代表的な領域を示す（オレンジ領域）。

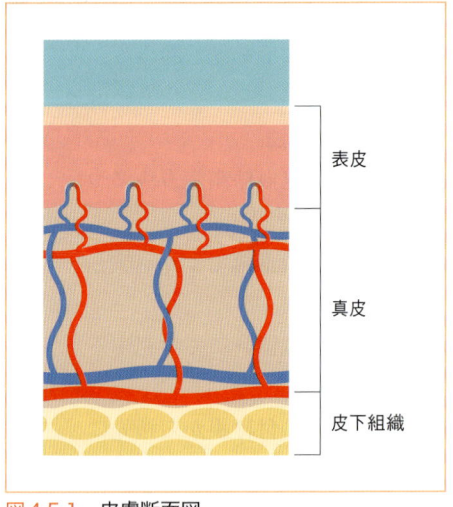

図4.5.1　皮膚断面図

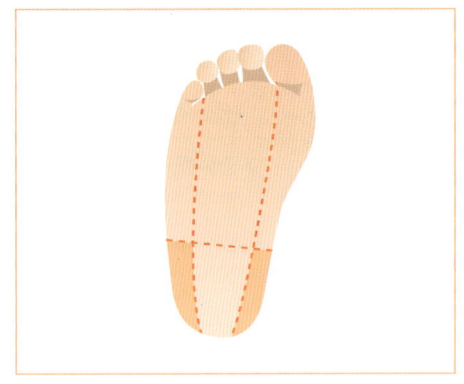

図4.5.2　推奨穿刺部位

● 2. 使用器具

ランセット（穿刺器具），微量採血管，ヘマトクリット管（Ht管），70％エタノール綿，滅菌ガーゼ，手袋，止血用テープ，鋭利器材用の廃棄容器（図4.5.3）。これらの器具を準備し，

患者名，所属，日付をラベルに記入し，微量採血管にラベルを貼る。

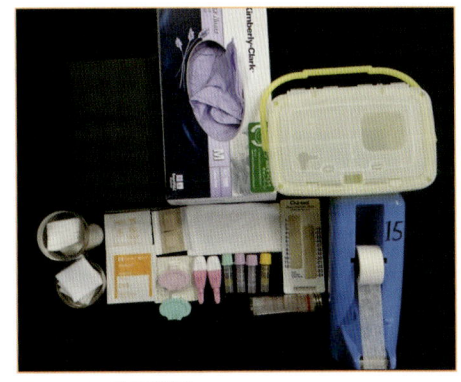

図4.5.3　使用器具

● 3. 採取手順

(1) 患者確認
採血前に，検査依頼書の氏名と新生児のリストバンドの氏名が一致しているかを確認する。

(2) 患者情報の確認
採血者は，以下の項目について採血前に確認する。
①過敏症・アレルギーの有無（消毒薬，ラテックスなど）。
②採血を希望しない部位。
③食事摂取についての指示などの採血条件が守られているか。
④抗凝固剤薬の服用や出血性疾患の既往の有無，など。

(3) 手袋の装着（図4.5.4.a）
採血者は，手指衛生を実施した後に，両手に手袋を装着する。原則として，手袋は患者ごとに交換する。

(4) 穿刺部位の確認（図4.5.4.b）
①適切な採血部位を選択する。
②必要に応じて採血部位を温める（42℃未満の温タオルにて3～5分間）。
③新生児の負担を考慮し，採血しやすい方法で足を保持する。代表的3つの方法を以下にあげる。
　a) 親指を踵に回し，人指し指・中指で足底を持つ（図4.5.5.a）。
　b) 親指と人指し指で踵を挟みながら足底を持つ（図4.5.5.b）。
　c) 親指を足底に置き，残りの4本の指をふくらはぎに沿わせる（図4.5.5.c）。

(5) 穿刺部位の消毒
70％エタノール綿で採血部位を消毒する。

4章　採血

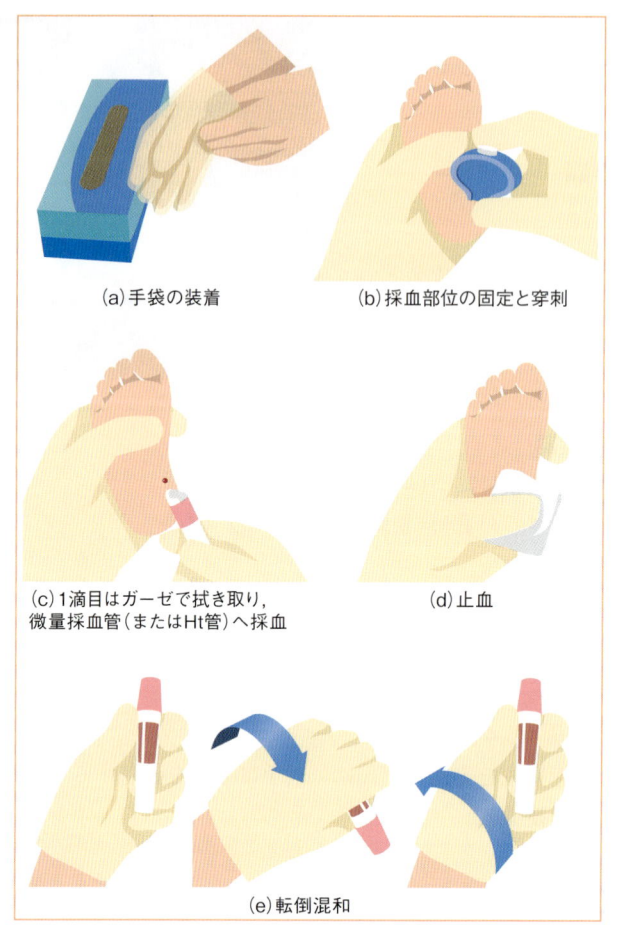

(a)手袋の装着　　(b)採血部位の固定と穿刺

(c)1滴目はガーゼで拭き取り，微量採血管(またはHt管)へ採血　　(d)止血

(e)転倒混和

図4.5.4　採血手順

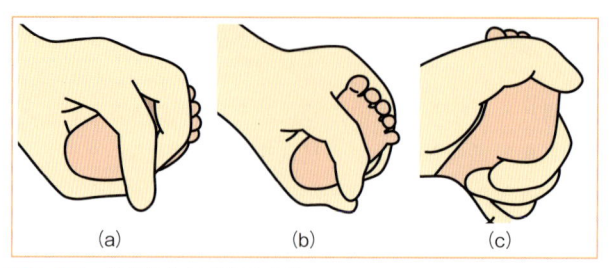

図4.5.5　代表的な足保持の方法

(6) 採　血
① ランセットを包装より取り出す。
② 消毒が乾いていることを確認した後に，踵の辺縁部を圧迫する。
③ ランセットを作動させる。

(7) 採血器具の廃棄
使用済みランセットは速やかに鋭利器材用の廃棄容器に廃棄する。

(8) 血液の採取（図 4.5.4.c）
① 最初の1滴は滅菌ガーゼで拭き取る。
② 2滴目から漏れ出る血液を微量採血管もしくはHt管に必要量採取する。
③ 採血管のキャップを閉める。

(9) 止血（図 4.5.4.d）
① 70％エタノール綿で血液を拭き取る。
② 滅菌ガーゼなどを穿刺部位にあて，圧迫止血を行う。場合によっては止血用テープを使用する。

(10) 微量採血管の転倒混和（図 4.5.4.e）
すぐに緩やかに転倒混和を実施する（各製品の推奨転倒混和回数を確認し，確実に行うこと）。

> **採取のPoint**
> 　足蹠が冷たいときは，穿刺部分をあらかじめ温めたりマッサージなどしておくとよい。
> 　検査依頼項目により適切な微量採血管を選択すること。

MEMO

新生児マススクリーニング検査

　新生児マススクリーニング検査は，先天性疾患を早期に発見するために行われている検査であり，すべての新生児が検査を受ける権利をもち，公費で実施されている。早期に病名がわかることにより適切な治療を実施することができるため，QOL (Quality of Life) に大きな影響を与えている。現在，検出感度が高いタンデムマス法による検査が主流になっており，検査結果への影響を与える検体の採取および取り扱いに関して，正しい知識を身につけなければならない。

ろ紙血検体採取・取り扱いのポイント（図4.5.6）
―手順を標準化することから始める―
- 日齢4～6日（5日が最善）に採血する。
- 沐浴後など血液循環が良い状態で採血する。
- 安全機構付き穿刺器材を使用する。
- ろ紙へ血液を重ね（2度）付けはしない。
- ろ紙は水平な状態で自然乾燥させる。
- 採取後できるだけ早く検体を送付する（遅くとも翌日には送付）。

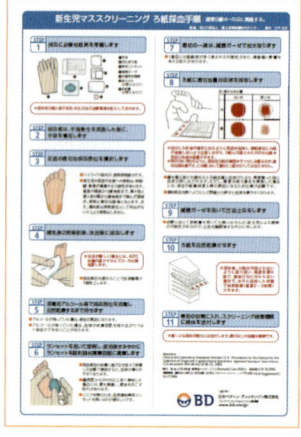

図4.5.6　ろ紙採血手順書の一例
(小郷正則・竹内美保：一般検査技術教本,
日本臨床衛生検査技師会，2012，P222より引用)

[小郷正則・竹内美保]

参考文献

1) 日本臨床衛生検査技師会：一般検査技術教本，217-22，2012．
2) 原田正平：新しい新生児マススクリーニングについて，日本BD情報誌 Preanalytical Notes，2014；4：4-5．

5章 肛　門

章目次

5.1：解　剖 …………………………………………… 134
　5.1.1　直腸肛門部
　5.1.2　肛門管の解剖
　5.1.3　肛門管の血管支配
　5.1.4　肛門の場所のよび方

5.2：検体採取と管理 ………………………………… 139
　5.2.1　必要な用具
　5.2.2　採取タイミング
　5.2.3　検体採取時における注意点
　5.2.4　検体の運搬と保存法
　5.2.5　検体の品質管理
　5.2.6　感染管理と医療安全対策
　5.2.7　検査法

SUMMARY

　本章では，肛門の検体採取にあたって知っておくべき解剖および検体採取方法，採取時における注意点を述べる。

5.1 解 剖

5.1.1 直腸肛門部

大腸の解剖を図5.1.1に示す[1]。各部に図のような名称がついている。盲腸と上行結腸の境界は回盲弁の上唇である。また，下行結腸とS状結腸の境界は腸骨稜である。したがって骨が写るレントゲン写真で境界を判定することができるが，内視鏡検査で下行結腸とS状結腸の境界を判断することはできない。

男性の直腸の側面像を図5.1.2に示す。直腸S状部（RS）から下部直腸（Rb）が直腸に相当する。S状結腸とRSの境界は岬角である。RSと上部直腸（Ra）の境界は第2仙骨下縁である。RaとRbの境界は腹膜反転部である。

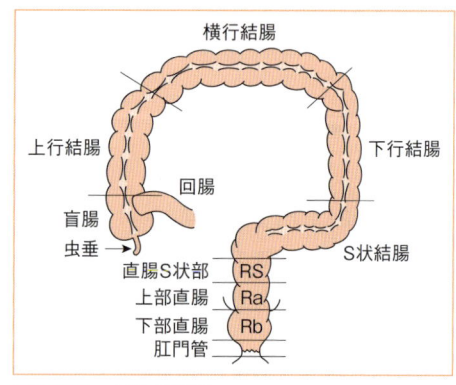

図5.1.1 大腸の解剖

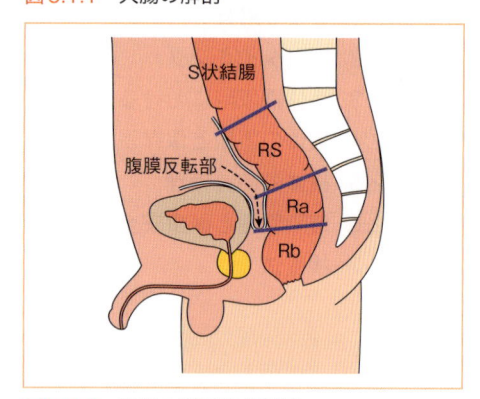

図5.1.2 直腸の側面像（男性）

5.1.2　肛門管の解剖

　肛門の外口の縁が肛門縁である(図5.1.3)[1]。肛門縁より1.5〜2.0cmほど奥に歯状線が存在する。歯状線は肛門乳頭と肛門陰窩から形成される。肛門陰窩には肛門導管が開口しており，肛門腺へ続く。肛門乳頭から奥へ肛門柱が存在する。肛門柱の上縁を結ぶ線をヘルマン線という。肛門縁から歯状線までが解剖学的肛門管，肛門縁より恥骨直腸筋付着部上縁までが外科的肛門管である。一般的には外科的肛門管を肛門管と呼称している。肛門管の筋肉構造は，内層は内肛門括約筋，外層は外肛門括約筋およびそれに連続する漏斗状の肛門挙筋よりなる。

　内肛門括約筋は，直腸固有筋層の内輪筋に連続した平滑筋で，肛門管部分で肥厚して内括約筋を形成している。外肛門括約筋は内括約筋を外側から筒状に取り囲むように存在する随意筋で，横紋筋である(図5.1.4)。

　外肛門括約筋は，深部，浅部，皮下部の3つよりなる(図5.1.5)。
① 深部：肛門管の上部を輪状に囲む。
② 浅部：肛門管を左右から包み込むように強力に働く筋肉で，後方は尾骨後面に付着して肛門管を後方へ牽引。
③ 皮下部：肛門管下端の皮下で，肛門を輪状に取り巻く。

　連合縦走筋は，内・外括約筋の間を縦走する線維層である。主として平滑筋によってつくられており，骨格筋はみられない(図5.1.3)。

　肛門挙筋は，腸骨尾骨筋，恥骨尾骨筋，恥骨直腸筋の3つの骨格筋よりなり，

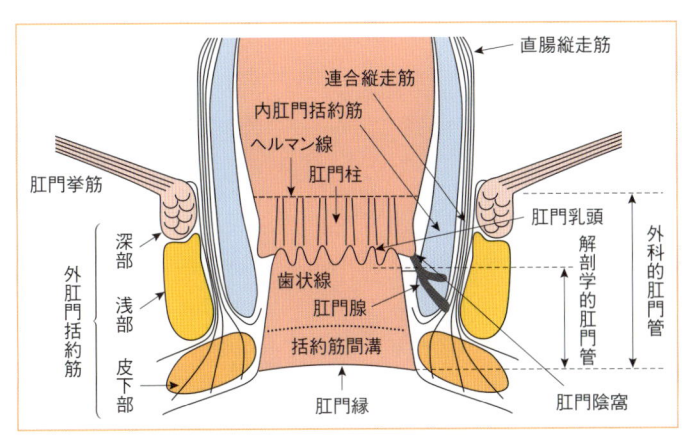

図5.1.3　肛門管の解剖

5章 肛門

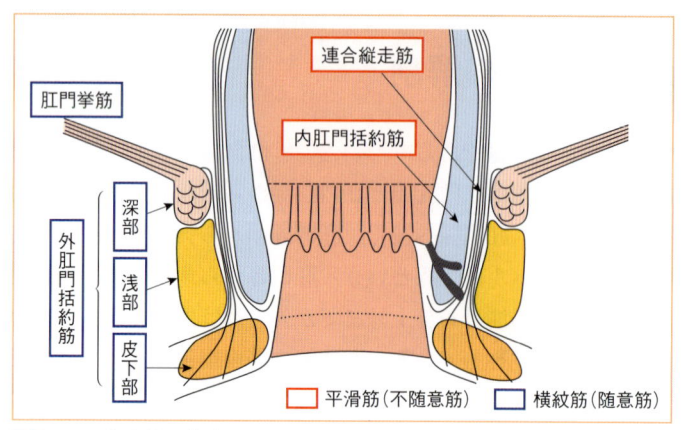

図5.1.4 肛門管の筋肉

骨盤隔膜の主要成分である。恥骨直腸筋は恥骨結合の裏面より起こり，肛門管上縁の周囲を巻く。恥骨直腸筋は直腸・肛門管上部を後方より前方へ牽引し，浅外括約筋は尾骨に付着し，肛門管下部を後方から支えているので，この両者によって約90度の肛門直腸角が形成され，排便のコントロールに重要な役割を演じている(図5.1.5)。

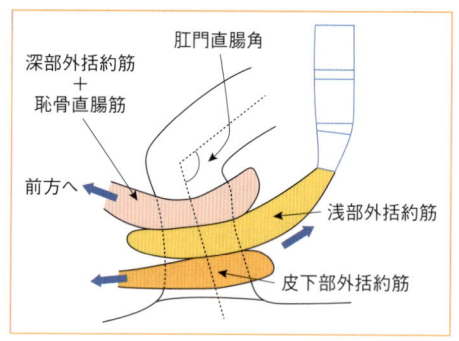

図5.1.5 外肛門括約筋

5.1.3 肛門管の血管支配

1. 上直腸動脈

　下腸間膜動脈より上直腸動脈となり，通常左右2枝に分岐，右枝はさらに前後に分岐し，右枝は肛門管の7時と11時に，左枝は3時に流入する（図5.1.6）。この部位は痔核が発生しやすい部位である。これらの動脈は動静脈が発達しており，このため痔核の手術に際しての出血は静脈性というより動脈性である。

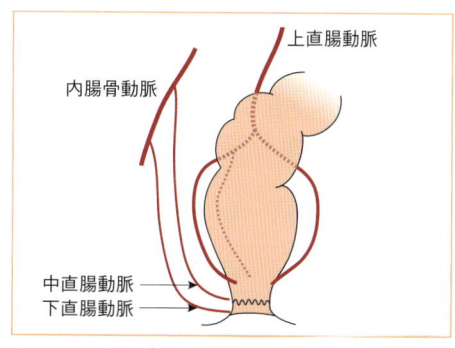

図5.1.6　肛門部の動脈の流れ

2. 中直腸動脈および下直腸動脈

　内腸骨動脈より分岐した中直腸動脈は肛門挙筋上を通り直腸壁に達し，下部直腸と肛門管上部を支配している。内腸骨動脈は中直腸動脈を分岐した後，内陰部動脈となり，Alcock管を通り，下直腸動脈として分岐し，坐骨直腸窩を通って肛門管の筋層や肛囲皮膚に分布する。

用語　上直腸動脈 (superior rectal artery)，中直腸動脈 (middle rectal artery)，下直腸動脈 (inferior rectal artery)

3. 静脈系

　通常，肛門管上部は，上直腸静脈を経て門脈系へ流れる経路と，中直腸静脈を経て下大静脈へ流れる経路の両方を有し，肛門管下部は下直腸静脈より内腸骨静脈経路で下大静脈へ流れる経路をとるとされている（図5.1.7）。

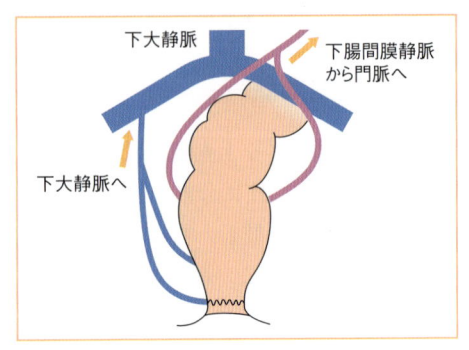

図5.1.7　肛門部の静脈の流れ

5.1.4　肛門の場所のよび方

　患者が仰向けに横になって足をあげているところを観察した図を示す（図5.1.8）。おなか側が12時，左側が3時，背中側が6時，右側が9時とよばれる。肛門診で患者の左側に内痔核が観察された場合は「3時方向に内痔核あり」とし，患者の背中側に裂肛がみられた場合は「6時方向に裂肛あり」と記載する。

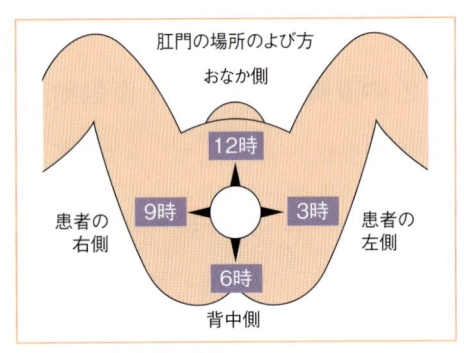

図5.1.8　肛門部の名称

参考文献

1) 松田圭二，渡邉聡明：「肛門・肛門管の解剖用語」，胃と腸　2012；47：630-2.

5.2　検体採取と管理

5.2.1　必要な用具

　滅菌カップ，直腸スワブ。自然排泄便が望ましい。下痢便は滅菌プラスチック製カップに採取してもらう（図5.2.1）。直ちに検体を検査室に搬送することが望ましいが，できない場合には冷蔵保存する。ただし，*Entamoeba histolytica*の栄養型や*Vibrio cholerae*や*Vibrio parahaemolyticus*の検出を目的とする場合には，低温で死滅しやすいので直ちに検査室に提出する。

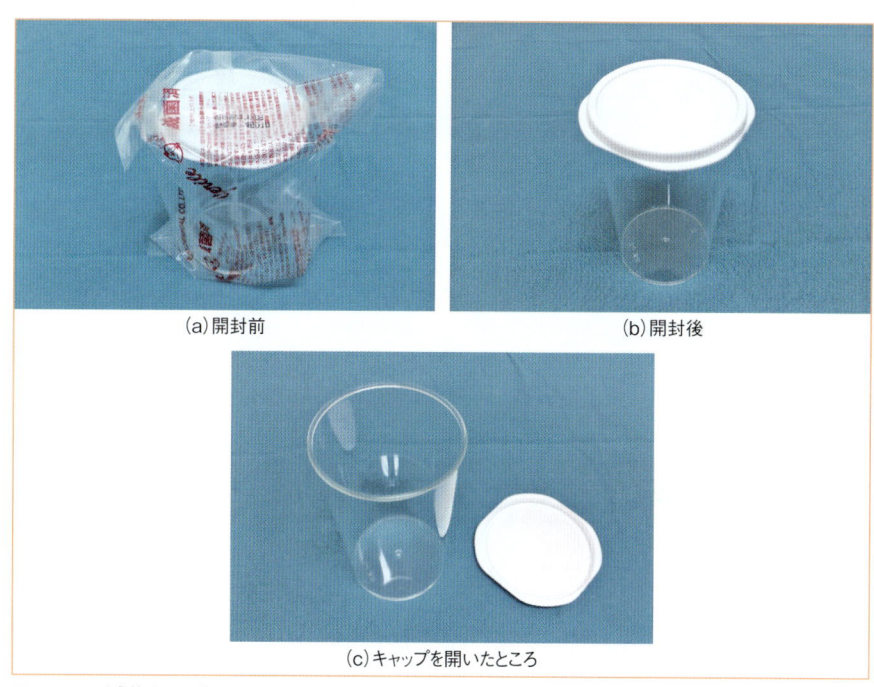

(a) 開封前　　(b) 開封後

(c) キャップを開いたところ

図5.2.1　滅菌カップ

用語　赤痢アメーバ（*Entamoeba histolytica*），コレラ菌（*Vibrio cholerae*），腸炎ビブリオ（*Vibrio parahaemolyticus*）

■5章 肛門

　外来患者などですぐに排便がない場合,高齢者で便採取ができない場合には,直腸スワブを用いる(図5.2.2)。直腸スワブの綿棒を確実に肛門内に挿入し,十分量の検体を綿棒に付着させる。綿棒はキャリブレア保存培地にさしこみ,検査室に送る。送るまでは室温保存でよい。

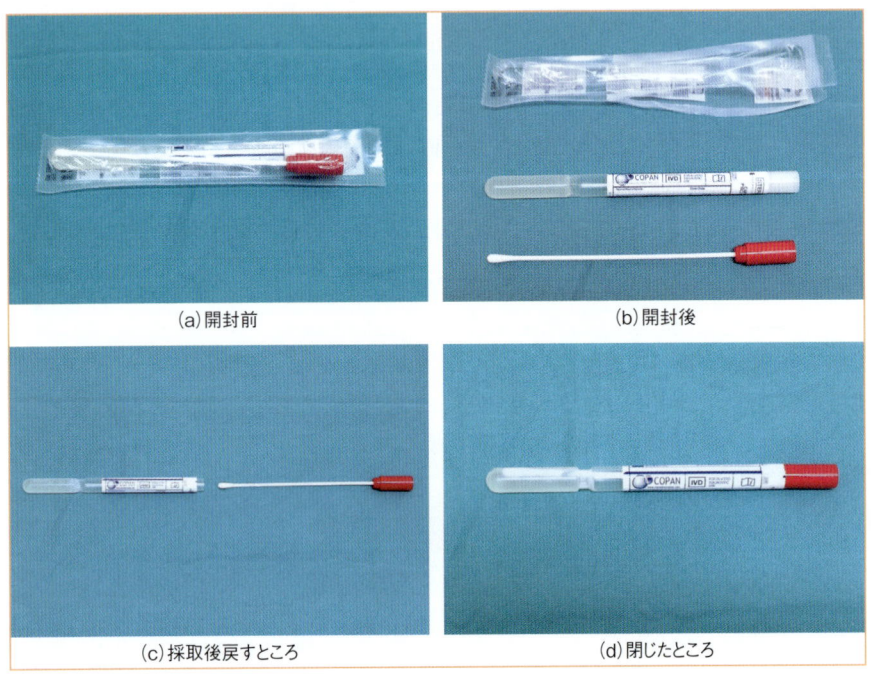

(a) 開封前

(b) 開封後

(c) 採取後戻すところ

(d) 閉じたところ

図5.2.2　直腸スワブ

5.2.2　採取タイミング

　細菌性の感染性腸炎では急性期の糞便を検体として用いる。検体採取は抗菌薬投与開始前に行うのが原則である。すでに抗菌薬が投与されている場合,1〜2日間休薬して採取するほうが望ましいとする意見もあるが,実際には難しい。
　すでに抗菌薬を内服している外来患者に対して,「これからしばらく薬をやめて,2日後に便を採取してもってきてください。その後で,薬を再開してください」などと言うことは現実的ではなく,医療者への不信感をもたれかねない。患者は下痢の原因菌の詳細に興味があるわけではなく,一刻も早い快復および社会

復帰を願っているのである．正確な検査のためとはいえ，治療を遅らせるようなことは推奨されるものではない．何より大事なことは，<u>抗菌薬投与前に便を採取して検査をするという原則を守ること</u>である．

採取回数については，24時間以上間隔をおいて少なくとも2回の採取・検査が必要とされる．抗菌薬投与の場合は少なくとも服薬中と服薬後48時間以上経過後の採取が必要とされており，菌陰性化の確認はこれらの採取法において2回連続して陰性を確認することとされている．

5.2.3　検体採取時における注意点

● 1. 培養のために採取する部分

下痢便は血液，膿，粘液が混入している場合はそれらの部分から採取する．抗原検査や毒素検査では拇指頭大以上の便が必要で，十分量を採取する．嫌気性菌は空気に触れていない糞便深部を採取する．

● 2. 直腸スワブによる採取

実際の診療において，直腸スワブによる採取を患者自身にさせる施設もあるかもしれないが，現実的には難しい．医療者が行うほうが安全で確実である．採取する場合は，以下の方法で行う．

(1) 用意するもの

手袋（滅菌の必要はなし），ビニール袋（廃棄用），ティッシュペーパー，ディスポーザブルシート．

(2) 直腸スワブで採取する手順

最初に説明をして緊張しないように工夫し，操作はゆっくりと愛護的に行うことがポイントとなる．以下に説明例をあげる．

> **採取のPoint**
>
> **説明例**
> 「肛門から綿棒を少し入れて便から細菌を採取させてもらいます．綿棒ですのでそれほど痛くありませんが，いやな感じはあるかもしれません．無理はしないので，大丈夫です」．

■5章 肛門

● 3. 安全対策

(1) 採取時の注意

　側臥位で行うのが，患者の羞恥心が少ないと考えられる。患者の左側を下にしたものを左側臥位とよぶ(図5.2.3.a)。タオルで下半身を隠してあげるとよい(図5.2.3.b)。さらに，肛門をより観察できるように，足を曲げて膝をおなかに近づけるようにしてもらう(図5.2.4)。これによって，奥へ隠れていた肛門が外から観察しやすくなる。

　それでも肛門が見えるわけではない。実際に側臥位の臀部のイラストを図5.2.5に示す。非常に痩せている患者であれば，それだけで肛門が見えることもあるが，肥満傾向が進む日本人の多くは，この体勢であっても臀部の肉によって，肛門は隠れている。この状態で無理に直腸スワブを肛門に挿入しようとしてはいけない。肛門の孔は小さく，あてずっぽ

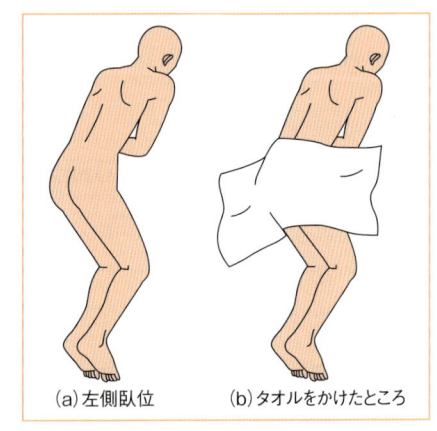

(a)左側臥位　(b)タオルをかけたところ

図5.2.3　体位

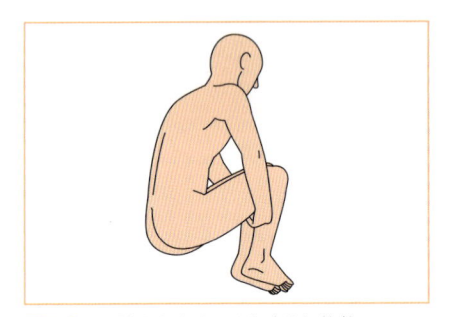

図5.2.4　膝をおなかに近づけた体位

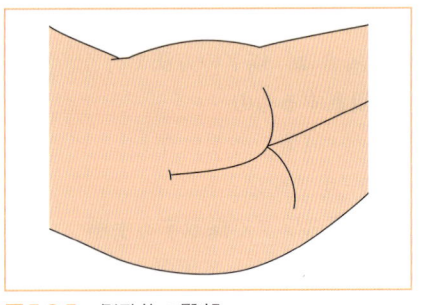

図5.2.5　側臥位の臀部

5.2 検体採取と管理

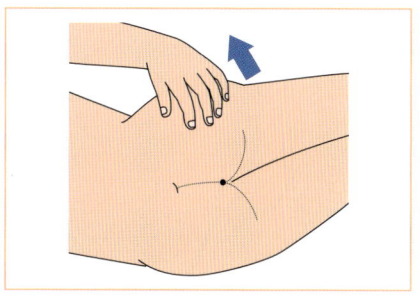

図5.2.6 臀部の肉を上に持ち上げたところ

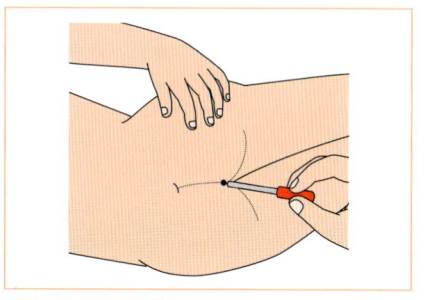

図5.2.7 スワブ挿入

うに挿入しようとしても成功しない。このようなときは，必ず<u>臀部の肉を広げることが必要</u>である。臀部の肉を上に持ち上げたイラストを図5.2.6に示す。これは自分で行ってもよいし，同僚にやってもらってもよい。とくにbody mass indexが30を超えるような超肥満の場合，同僚に両手で力一杯広げてもらわないと，肛門が見えないこともある。肥満患者が増加傾向にある現状を考えると，今後臀部の肉を上に持ち上げる機会が多くなると考えられる。ここで重要なことは，患者が恥ずかしがるだろうと考えてしまい，十分に臀部を開かずにスワブを挿入しようとしても入らないことになると，患者は不信感を抱く。余計な気遣いのために，正確な検査ができなくなる。臀部を開き，肛門を直接観察しながらスワブを挿入することが，正確な検査実施において重要である (図5.2.7)。

> **採取のPoint**
> 臀部の肉を十分に開いて確実に肛門を観察しながらスワブを挿入することが，正確な検査につながる。

骨盤の側面像を提示する。図5.2.8が男性，図5.2.9が女性である。知っておくべき所見は，直腸が背側へ屈曲していることである。直腸という字から，まっすぐな腸，というイメージをもたれることもあるが，実際には図のように背中に向かって曲がっている。したがって肛門から器具

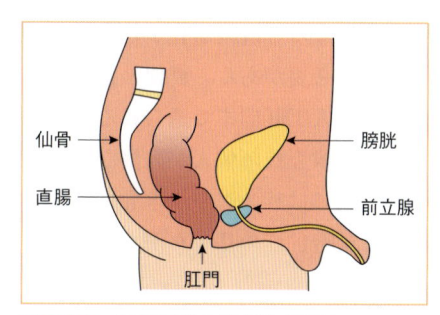

図5.2.8 骨盤臓器の側面像（男性）

5章 肛門

143

■ 5章 肛　門

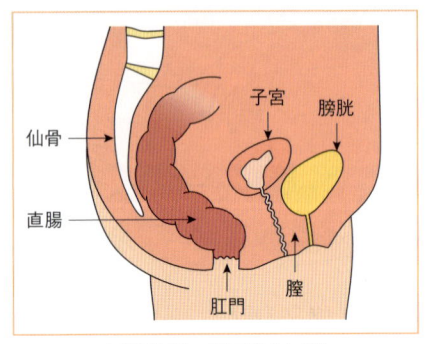

図5.2.9　骨盤臓器の側面像（女性）

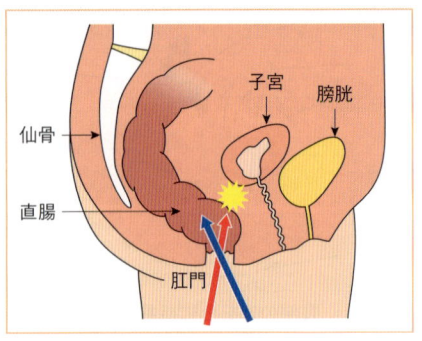

図5.2.10　器具の挿入方向

を挿入する際は，背中側へ入れるように心がけることが重要である（図5.2.10，青色矢印）。肛門から腹側へ入れると，前壁を突き破る可能性がある（図5.2.10，赤色矢印）。

> **採取のPoint**
> 直腸は背中側へ屈曲しているので，肛門からスワブを挿入するときは，背中側へ入れるように注意する。

(2) 腸穿孔防止

　直腸に異物（綿棒）を入れるということは，いつでも穿孔を起こし得ることを念頭におく必要がある。たとえば浣腸器を挿入することで直腸が穿孔する，といった事例は臨床現場で経験することである。直腸穿孔は自然に治ることはなく，多量の菌を含んだ便が骨盤内から腹腔内へ広がって汎発性腹膜炎となり，命にかかわる状況になる。緊急手術が必要となり，ほとんどの場合，人工肛門を造設することになる。直腸穿孔が起きると，患者にとっては甚大な被害となることを念頭におく必要がある。糞便の検査を受けただけなのに，腸に穴が開き，緊急手術となり，人工肛門まで造られるという事態になりかねない。医療過誤として病院，あるいは検査技師個人が賠償などの法的措置を受ける可能性がないとはいえない。医療行為にはリスクがつきものではあるが，とくに肛門内にスワブなどを挿入する際は，合併症のリスクがあることを鑑み，より慎重な行動が必要となる。

直腸穿孔を防止するためには、以下の点に注意する。
① 綿棒の挿入をゆっくりと行う。
② 背中側へ向ける（p144　図5.2.10参照）。
③ 抵抗を感じたらそれ以上奥には入れない。
④ 検査実施者が手技に慣れるまでは、あまり深く挿入しない。
⑤ 患者に痛みの有無をたずねながら行う。
⑥ すべての行為を行うにあたっては臀部の肉を広げて肛門を直接観察しながら行う（p143　図5.2.6参照）。

これらの点を守ることによって、穿孔のリスクは低下する。逆の行為を行うと、穿孔を起こしやすくなる。やってはならないことを以下に述べる。

❌ 綿棒を速く勢いよく挿入する。
❌ 腹側へ向ける。
❌ 抵抗を感じたのに、さらに奥へ挿入する。
❌ 慣れていないのに、できるだけ奥へ入れようとする。
❌ 患者が痛がっていても気にせず続行する。
❌ 臀部の肉を広げずに、肛門を直接見ることをせず、あてずっぽうで綿棒を挿入する。

> **採取のPoint**　肛門を見ながらスワブを背中側へ入れ、検体を採取する。一連の行為は、ゆっくり時間をかけて行う。

● 4. 心理的支援

(1) 羞恥心に配慮

　検査の姿勢、および患者の心理について記載する。検査を受ける際は、左側臥位にして、肛門を突き出すようにする（p142　図5.2.3、5.2.4参照）。肛門を検査するとき、患者は検査の様子を見ることができない姿勢になる。そのため患者は、何をされるかわからない恐怖心を抱くだけでなく、肛門を見られているという羞恥心やほかの誰かに見られているかもしれないという猜疑心をもつ場合がある。そもそも、肛門を他人に見せること自体を屈辱的に感じる患者もいる。このため、患者に配慮した接遇が必要である。

5章 肛門

(2) 不快感，苦痛の軽減

診察は，個室もしくはカーテンで仕切られたプライバシーが守られた診察室で行う。また，窓の外から見られることのないように注意する。周囲から見られていないことを理解してもらう。羞恥心を取り除くために，肛門が隠れるようにバスタオルをかけてあげる（p142 図5.2.3.b 参照）。男性，女性とも直腸は背中側へ曲がっていることを理解しておく（p143, 144 図5.2.8, 5.2.9 参照）。器具は背中側へ向けて入れる。

(3) 女性・高齢者への配慮

①女性への配慮

女性を検査する場合，女性の医療者を同席させて安心させると同時に，無用のトラブルを避ける。肛門と膣口は非常に近い（図5.2.11）。すなわち器具を肛門内に入れたつもりが膣内に挿入するという間違いが容易に起こり得る。このような理由からも常に女性の医療者を同席させておき，もし間違って膣内に挿入したときも，故意に行ったわけではないことを，誠意をもって説明する。女性の医療者が証言してくれると，説得力が増す。しかし男性の検査技師が，同席者をつけることなく単独で行った場合に膣内挿入が起きると，わざとやったのではないかと誤解され，さらに同席者がいないことから証人もおらず，事態は悪い方向へ進んでしまう。ライトを当てて，十分に臀部の肉を広げて肛門を直接見ることが間違いを避けるコツである（p143 図5.2.6参照）。

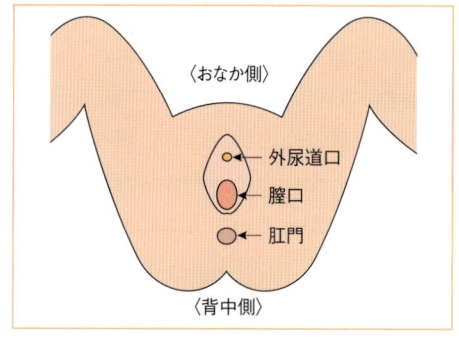

図5.2.11　性の会陰部の略図

> **採取のPoint**
> 若い女性患者の肛門内採取の際は，男性1人で行わない。同僚の女性医療者を同伴させて，誤解を招かないようにする。

②高齢者への配慮

　高齢者には高齢者特有の注意すべき点がある。非高齢者であれば腸を押されると痛みを訴えるが，高齢者の場合は痛みの感覚が鈍いため，穿孔を起こしやすい。繰り返しになるが，肛門から器具を挿入する際は，背中側へ入れる（p144　図5.2.10参照）。

> **採取のPoint**
> 高齢患者では痛みの訴えが弱いため，スワブを深く入れやすく，穿孔を起こしやすい。

［松田圭二］

5.2.4　検体の運搬と保存法

　臨床微生物検査において正しい検査結果を得るためには，「材料採取」，「輸送と保存」，「検査」のいずれも適切に行わなければならない。検査材料として病原体が存在する部分を適切に採取できていなければ，その検出は不可能となる。また，材料の輸送・保存が不適切であれば菌の増殖あるいは死滅を招く。これらの場合は，検査の目的を達し得ないばかりでなく，誤った解釈を招くことにもなりかねない。本項では，臨床微生物検査における糞便材料の適切な輸送・保存方法について注意点などを以下に解説する。

1. 運搬方法

　輸送条件でとくに気をつけなければならないのは，乾燥と温度である。また，嫌気性菌を検査する必要がある場合，空気に触れると嫌気性菌は死滅するものが多いため，嫌気性菌の保存に適した専用容器に採取しなければならない。

(1) 輸送用容器および培地

　糞便の場合は密閉できるプラスチック容器（図5.2.12），もしくは外来患者などですぐに排便がない場合や高齢者で便採取が困難な場合，直腸スワブ（図5.2.13）を用いる。近年では，フロックスワブ（図5.2.14）の使用が推奨されている。今まで使用

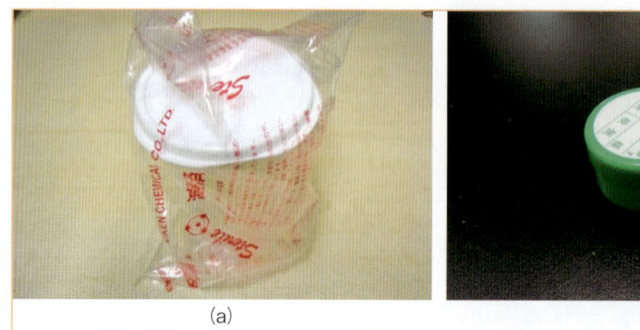

■5章 肛 門

図5.2.12　プラスチック容器

されているスワブ（Transystem）とフロックスワブ（Opti-Swab, e-Swab）の違いを表5.2.1に示す。素材やチューブ内の培地性状などが異なる。

また，検体を採取する先端部分の構造についても，それぞれ特徴がある（図5.2.15）。嫌気性菌を目的菌とする場合は，嫌気ポーターに採取する。検体採取には，適切な輸送用容器や輸送培地を使用することが重要である。

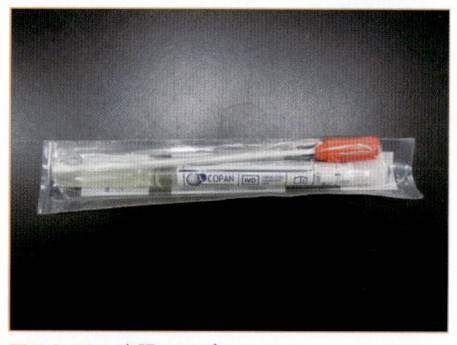

図5.2.13　直腸スワブ

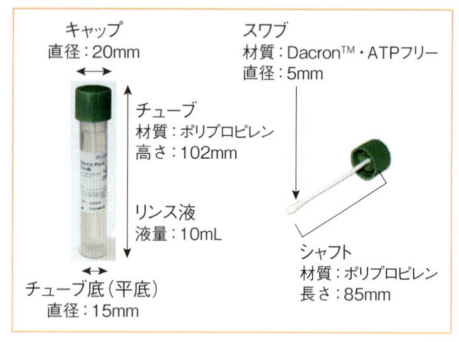

キャップ
直径：20mm

スワブ
材質：Dacron™・ATPフリー
直径：5mm

チューブ
材質：ポリプロピレン
高さ：102mm

リンス液
液量：10mL

シャフト
材質：ポリプロピレン
長さ：85mm

チューブ底（平底）
直径：15mm

図5.2.14　フロックスワブ

表5.2.1　スワブとフロックスワブの違い

	e-Swab	Opti-Swab	Transystem
スワブの素材	ナイロン	ナイロン	レーヨン
チューブ内の培地性状	液体培地	液体培地	半流動培地

通常の繊維状のスワブ	ナイロンのフロックスワブ
検体は繊維内にトラップされたまま。	検体の約90％をすばやくリリースできる。
■ 繊維奥深くにトラップされている検体 ■ 繊維表面のリリースされやすい検体	■ 繊維表面のリリースされやすい検体

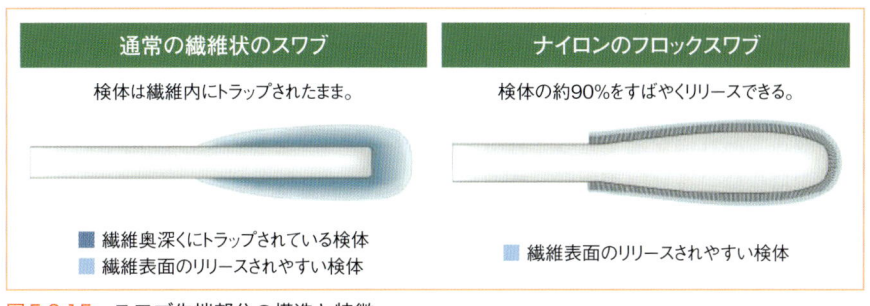

図5.2.15　スワブ先端部分の構造と特徴

(2) 搬送システム

　糞便検体を検査室に運搬する際，気をつけなければならないことは，搬送時の検体破損や温度管理である．搬送システムとしては，天井搬送や気送管などを利用した方法があり，迅速化と省力化に貢献しているが，検体破損に注意が必要である．梱包として，パウチ袋やビニール袋（できれば二重包装）に検体を入れて搬送する．搬送時に破損していた場合，適切な消毒薬を用いてふき取る．

(3) 温度管理

　搬送システムで数分以内に検査室へ検体が届く場合は室温でもよいが，検体採取してからすぐに検査室へ提出できない場合や，届いた検体を処理するまでに時間を要する場合は，冷蔵しなければならない．ただし，低温に弱い病原体（*Entamoeba histolytica*，*Campylobacter*，*Vibrio*など）が目的の検体の場合は，室温で管理する．

2. 保存方法

　検査材料が糞便の場合に不適切に保存された材料では，菌の増殖あるいは死滅を招く．3菌種（*Escherichia coli*，*Campylobacter*，嫌気性菌）で検体保存温度を室温（25℃）と冷蔵（4℃）とした場合の菌量変化を比較すると，4℃では安定であるが室温25℃では24時間後から菌量が著しく変動する菌種が多くなる．とくに25℃では *E. coli* と *Campylobacter* で菌量が著しく増加するので注意を要する．

用語　赤痢アメーバ（*Entamoeba histolytica*），カンピロバクター（*Campylobacter*），ビブリオ（*Vibrio*），大腸菌（*Escherichia coli*）

輸送培地はスワブ（Transystem）とフロックスワブ（Opti-Swab, e-Swab）のいずれを用いても，多くの菌種は冷蔵保存で安定保存ができる。また，好気性菌だけではなく嫌気性菌や微好気性菌は，各要求条件下でなくてもフロックスワブでの輸送であれば安定である。有用な細菌検査データを得るにはOpti-Swabなどの液相検体輸送スワブを用い，冷蔵保存することが望ましい。

5.2.5　検体の品質管理

採取容器が不適切である場合や，乾燥している検体，培養には適さない検体が提出された場合は，速やかに担当医に連絡して検体の取り直しを依頼する。取り直しができず，やむを得ず不適切な検体で検査を実施するよう医師から依頼された場合は，その旨のコメントを付与するなどして，検査結果に影響のあることを診療側に伝わるような工夫も必要である。

5.2.6　感染管理と医療安全対策

● 1. 感染症法による届出が必要な病原体

2014年9月に公布・施行された，「感染症の予防及び感染症の患者に対する医療に関する法律」（以下感染症予防法）施行規則の一部改正[1]に続き，同年11月21日に，感染症予防法の一部を改正する法律が公布された[2]。2016年4月1日を最終的な施行日として改正法施行，類型に新たに追加される感染症がある。
(1) 改正の概要
①感染症の類型
・二類感染症に中東呼吸器症候群（middle east respiratory syndrome；MERS）（病原体がベータコロナウイルス属MERSコロナウイルスであるものに限る）を追加する。
・二類感染症である鳥インフルエンザについて，新型インフルエンザ等感染症の病原体に変異するおそれの高いH5N1に加え，H7N9を定めた。
②病原体等の類型
・三種病原体等である結核菌について，薬剤耐性に係る記述を「イソニコチン酸ヒドラジド，リファンピシンその他結核の治療に使用される薬剤として政令[3]で定めるもの」とした。

- 四種病原体等であるインフルエンザウイルスA属インフルエンザAウイルス血清亜型として，これまで法律で定められていたH2N2，H5N1およびH7N7に加え，H7N9を定めた。

③医師の届出

これまで五類感染症の一部について，個人が特定できない形式で7日間以内に届け出ることとされていたが，感染拡大防止策を的確に講じるべき五類感染症については，一類感染症などと同様，氏名・住所等を含む情報を直ちに届け出るのが適当である。侵襲性髄膜炎菌感染症と麻しんが該当する[4]。

④検体の採取等

- これまで感染症予防法には，感染症についての必要な調査として検体の提出や採取が明記されていなかった。今回の改正により，法律に規定するすべての感染症について検体の提出・採取を要請できることになった。
- 都道府県知事（緊急時は厚生労働大臣）が一類感染症，二類感染症，新型インフルエンザ等感染症，新感染症の検体については，検体の提出・採取の要請を受けたものがそれに応じないとき，強制的に検体の採取や収去ができる。

(2) 新たに追加された感染症

①MERS

MERSは，新種のコロナウイルスによる感染症として2012年6月にサウジアラビアの症例で初めて確認[5]（後に2012年3月のヨルダンでの症例検体からも確認）されて以来，主にアラビア半島での感染例が継続的に報告された[6]。ウイルスは2013年5月にMERSコロナウイルスと命名され，欧米などにおいても中東地域居住者が現地で感染後に渡航して発症，あるいは中東地域を旅行中に感染・発症した患者が帰国し，その家族が発症した例などが報告されているが[7,8]，これまでのところ日本国内での感染例はない。ヒトへの感染源となる動物はヒトコブラクダの可能性が高い[9]。

本感染症は2014年7月より政令によって指定感染症に指定され[10]，二類感染症相当の扱いがなされてきたが，今回の改正で正式に二類感染症として規定された。

②鳥インフルエンザ（H7N9）

H7N9型の鳥インフルエンザによるヒトの感染例は，2013年2月に中国で初めて確認された[11]。これまでの発生地域は中国本土がほとんどであり，台湾，香港，マレーシア，カナダなどでの症例も中国本土に滞在中に感染したものと考えられている[12~15]。感染には生きた家禽類を扱う市場が主に関わっていると考えられているが，感染した家禽類は無症状であるため，速やかな感染源の特定は困難で

ある。今回の改正で正式に二類感染症に規定された。

(3) まとめ

類型に追加された感染症の流行は，現在のところ海外の特定の国・地域に限られているが，流行地からの持ち込みや重篤化した場合のリスク，ウイルスの変異による急速な感染拡大の可能性など，最新情報の把握や監視体制の整備は不可欠である。また一類感染症など，感染例発生時の迅速な情報収集がとくに重要である感染症について，確実に検体および病原体が入手できるよう整備された今回の改正は，今後の感染予防の質向上におおいに資するものである。

2. 検体採取時の感染対策

綿棒を用いて肛門から糞便を採取する行為の際，注意しなければならない感染対策は，以下の3つがあげられる。
①感染源（糞便）となる微生物（細菌，ウイルスなど）の排除
②感染経路（接触感染）の遮断
③宿主（ヒト）の抵抗力の向上

具体的には，「標準予防策（スタンダードプリコーション）」とよばれる感染管理のための基本的な処置を徹底することが重要となる。

(1) 感染源

糞便には感染症の原因となる微生物（細菌，ウイルスなど）を含んでいる可能性があるため，素手で採取してはならない。起因微生物として，外来患者ではノロウイルス，enterohemorrhagic *E. coli*（EHEC），入院患者ではMethicillin-resistant *Staphylococcus aureus*（MRSA），*Pseudomonas aeruginosa*などがある。また，手袋を脱いだ後は，手洗い，手指消毒が必要である。

採取する場所を決めておき，清潔ゾーンと汚染ゾーンを区別することは，検体採取時や清掃の際に取り扱いやすくなる。

(2) 感染経路の遮断

最も多い感染経路は，接触感染である。手指，食品，器具などを介して伝播する頻度の高い伝播経路である。また，感染を広げないためには，手洗いの励行，環境の清掃が重要となる。また，手袋を着用するとともに，糞便が飛び散る可能性がある場合に備えて，マスクやエプロン・ガウン，ゴーグルなどの着用が有用

用語 腸管出血性大腸菌 (enterohemorrhagic *E. coli* ; EHEC)，メチシリン耐性黄色ブドウ球菌 (Methicillin-resistant *Staphylococcus aureus* ; MRSA)，緑膿菌 (*Pseudomonas aeruginosa*)

である。
(3) 標準予防策（スタンダードプリコーション）

　感染対策の基本は，①感染させないこと，②感染しても発症させないこと，すなわち感染制御であり，適切な予防と治療を行うことが必要である。そのためには，一部前述したように，①病原体を持ち込まない，②病原体を持ち出さない，③病原体を広げないことが重要である。その基本となるのは，標準予防策（スタンダードプリコーション）と感染経路別予防策である。

> **MEMO**
>
> **スタンダードプリコーションとは**
>
> 　1985年に米国の疾病管理予防センター（CDC）が病院感染対策のガイドラインとして，ユニバーサル・プリコーション（universal precautions：一般予防措置策）を提唱した。これは，患者の血液，体液，分泌物，嘔吐物，排泄物，創傷皮膚，粘膜は感染する危険性があるため，その接触をコントロールすることを目的としたものであった。その後，1996年に，これを拡大し整理した予防策がスタンダードプリコーション（標準予防策）である。「すべての患者の血液，体液，分泌物，嘔吐物，排泄物，創傷皮膚，粘膜などは，感染する可能性があるものとして取り扱わなければならない」という考え方を基本としている。

(4) 採取した後の清掃

①日常的な清掃頻度

　清潔ゾーンから汚染ゾーンへと清掃する。各所，原則1日1回以上湿式清掃し，換気（空気の入れ替え）を行い，乾燥させる。必要に応じ床の消毒を行う。使用した雑巾やモップは，こまめに洗浄し，乾燥させる。汚染がひどい場合や新たな汚染が発生しやすい場合には，入所者や職員の接触が多い部分は回数を増やし，見た目の汚染が放置されたままにならないようにする。

②日常的な清掃方法

　清掃の基本は拭き取りによる塵などの除去である。水で湿らせたモップや布による拭き掃除を行い，その後は乾拭きをして感想させる。

a) 床

　通常時の清掃は湿式清掃を基本とする。消毒薬による清掃は必要ない。使用したモップなどは，家庭用洗剤で十分に洗浄し，十分な流水で濯いだ後，乾燥させる。床に糞便などが付着した場合は，手袋を着用し，次亜塩素酸ナトリウムなどで清拭後，湿式清掃し，乾燥させる。

b) トイレ

　肛門から糞便を採取する行為はトイレで行う施設もある。その際は，トイレのドアノブ，取手などは，消毒用エタノールで清拭し，消毒を行う。

(5) 排泄物（糞便）の処置

　排泄物（糞便）は感染源となるため，不適切な処置によって感染を拡大させないために，十分な配慮が必要である。患者の排泄物（糞便）を処置する際には，手袋やマスク，ビニールエプロンなどを着用し，汚染場所およびその周囲を0.5％次亜塩素酸ナトリウム液で清拭し，消毒する。処置後は十分な手洗いや手指の消毒を行うようにする。

　患者の衣服に糞便が付着した場合，汚物処置室で熱湯消毒（85℃以上の熱湯に10分間つけ込む）を行い，その後は通常の方法で洗濯するか，通常の洗濯で塩素系消毒剤を使用するのが望ましい。

(6) 手袋の着用と交換

①基本的な考え方

　糞便などに触れる可能性がある場合，手袋を着用して採取することは必要不可欠である。

②してはならないこと

　次のようなことは，絶対にしてはならない。
- 汚染した手袋を着用したままで他の作業を続けることや，別の患者から検体採取すること。
- 使用した手袋を再利用すること（ポケットにしまったりしない）。
- 手袋を着用したからという理由で，手洗いを省略したり簡略に済ませたりすること。

③とくに注意すべきこと
- 手袋を外したときは，必ず液体せっけんと流水で手洗いする。
- 手袋の素材によっては，手荒れを悪化させたり，アレルギーを起こしたりする場合もあるので，選ぶときには手袋の材質やパウダーの有無などの確認が必要である。

［松村 充］

5.2.7 検査法

● 1. 腸管感染症の原因となる病原微生物

　腸管感染症の微生物検査には糞便が用いられる。直腸スワブは糞便採取が不可能な場合に，やむなく採取して検査される検体で，病原体の検出感度は糞便より劣る。直腸粘液で検査をしなければならないのは，*Neisseria gonorrhoeae* による直腸炎が疑われる場合で，この場合は糞便を用いない。腸管感染症の原因微生物を表5.2.2に細菌，表5.2.3にウイルス，表5.2.4に原虫および寄生虫を示した。詳細は文献を参照されたい[16, 17]。

表5.2.2　腸管感染症の原因となる細菌

菌種名感染症	検査法，その他
チフス性疾患	*Salmonella enterica* var. Typhi 腸チフスの原因菌。三類感染症。四種病原体等ほとんどが輸入感染症。稽留熱，顆粒球減少，除脈，腸出血など *Salmonella enterica* var. Paratyphi A パラチフスの原因菌。上記と同様。ただし，腸チフスよりは軽症
コレラ	*Vibrio cholerae* O1/O139 三類感染症，四種病原体等。輸入感染症。コレラ毒素を産生。治療は大量の水分補給が最も重要。
細菌性赤痢	*Shigella* spp. 三類感染症，四種病原体等。主症状はテネスムス（しぶり腹）。輸入感染症例が多い。*S. dysenteriae* は志賀毒素産生。
食中毒	非チフス性サルモネラ：鶏卵，鶏肉，ペットなどから感染，*Campylobacter* spp.（*C. jejuni* subsp. *jejuni*, *C. coli* など）：糞便のグラム染色で推定可能。スキロー寒天培地で微好気培養。ギランバレー症候群を発症することがある。Enterohemorrhagic *E. coli*（EHEC）：志賀毒素産生。三類感染症。四種病原体等。出血性大腸炎。血便。一部，HUS *Vibrio parahaemolyticus*：刺身など海産物の生食。耐熱性溶血毒（TDH），耐熱性溶血毒類似毒素（TRH） *Yersinia* spp.（*Y. enterocolitica*, *Y. pseudotuberculosis*）：CNI培地を使用すると検出し易い。30℃の培養が推奨。腸管膜リンパ節炎，回腸末端炎を起こすことあり。 下痢原生大腸菌 Enterohemorrhagic *E. coli*（EHEC）：三類感染症，四種病原体等。出血性大腸炎，血便，HUS。Enteropathogenic *E. coli*（EPEC），Enterotoxigenic *E. coli*（ETEC），enteroinvasive *E. coli*（EIEC），enteroaggregative *E. coli*（EAggEC），*Aeromonas hydrophila*, *Plesiomonas shigelloides*, *Vibrio cholerae* non-O1/nonO139, *Bacillus cereus*, *Clostridium perfringens*, *Clostridium botulinum*, *Staphylococcus aureus*
抗菌薬投与後下痢症	*Clostridium difficile*, MRSA, *Clostridium perfringens*, *Klebsiella oxytoca*
胃・十二指腸粘膜感染症	*Helicobacter pylori*（胃・十二指腸粘膜組織）

📝 **用語**　淋菌（*Neisseria gonorrhoeae*）

5章 肛門

表5.2.3 腸管感染症の原因となるウイルス

ウイルス	ウイルスの概要・検査法
ロタウイルス	二重鎖RNAウイルス。小児冬季下痢症の原因。ヒトに感染するのはA群，B群，C群があるが，国内ではA群がほとんどを占め，まれにC群。糞便を用いたイムノクロマト法によりウイルス抗原検出が可能。
アデノウイルス	2本鎖DNAウイルス。小児のウイルス性下痢症の原因（F群40，41型），乳幼児では重症化。糞便を用いたイムノクロマト法によりウイルス抗原検出が可能。
ノロウイルス	1本鎖RNAウイルス。カキなどの2枚貝が原因となるが，最近ではヒト-ヒト感染が増加し，問題となっている。3～10月に多く発生する。人工培養できない。糞便を用いたイムノクロマト法によりウイルス抗原検出が可能。
A型肝炎ウイルス	1本鎖RNAウイルス。急性ウイルス性肝炎，五類感染症（全数届出）。糞便を用いたRT-PCRによるウイルス遺伝子の検出，患者血清を用いた血清中のIgM抗体の検出などが行われる。
E型肝炎ウイルス	1本鎖RNAウイルス。汚染された生肉が原因。糞便を用いたRT-PCRによるウイルス遺伝子の検出，患者血清を用いた血清中のIgM抗体の検出などが行われる。

表5.2.4 腸管感染症の病原原虫・寄生虫

分類	原虫・寄生虫の種類	検査法
原虫	赤痢アメーバ（栄養型，囊子），ランブル鞭毛虫（栄養型，囊子），腸トリコモナス（栄養型）	栄養型：薄層塗抹法 囊子：薄層塗抹法，遠心沈殿法 内視鏡採取，免疫検査
原虫	ヒトブラストシスチス	薄層塗抹法
原虫	クリプトスポリジウム，サイクロスポーラ，戦争イソスポーラ，ヒトサルコシスチス（ヒト肉胞子虫）	オーシストの検出 薄層塗抹法，遠心沈殿法 内視鏡採取
線虫類	回虫，鞭虫	虫卵：厚層塗抹法，鞭虫（遠心沈殿法）
線虫類	蟯虫	虫卵：セロファンテープ法
線虫類	アニサキス	内視鏡採取，免疫検査
線虫類	アメリカ鉤虫，ズビニ鉤虫	虫卵：浮遊法，幼虫：培養法
線虫類	糞線虫	虫体：遠心沈殿法，培養法
吸虫類	肝吸虫，横川吸虫，ウェステルマン肺吸虫*，肝蛭*，日本住血吸虫*，棘口吸虫	虫卵：遠心沈殿法 ＊：免疫検査法も用いられる
条虫類	無鉤条虫，有鉤条虫	セロファンテープ法
条虫類	日本海裂頭条虫，鯨複殖門条虫，小型条虫	虫卵：遠心沈殿法 肝蛭：免疫検査法も用いられる

［小栗豊子］

● 2. 腸管系細菌迅速検査キット

　迅速検査キットの長所は，結果をすぐに判定できること（30分以内が望ましい）だけでなく，簡単な用手法で結果がわかることである。用手法で行うことができる迅速検査キットの種類としては，微生物由来の抗原や毒素を検出する方法，微生物に対するヒトの抗体を検出する方法がある。消化器系で迅速かつ簡便に微

生物同定につながる主な検査を表5.2.5に示す。

表5.2.5　迅速検査で簡便に同定される微生物

微生物	消化器系
細菌	*Clostridium difficile*（毒素） *E. coli* O157（抗原） *E. coli* verotoxin（毒素）
ウイルス	*Norovirus*（抗原） *Rotavirus*（抗原）

抗原・毒素検査は，起因微生物そのものであったり，産生したりする特定の抗原や毒素を検出するので，発症早期から検出が可能であるという利点がある。尿や便は，非侵襲性かつ簡便に採取できることも意義は大きい。一方で，急性期を脱した後も抗原排出は持続するため，治療効果の判定は困難である。また，迅速検査のみ実施して培養検査を行わないと，細菌の同定ができても薬剤感受性試験まで実施できない。これでは，適切な抗菌薬を投与しての治療ができない可能性がある。複数の起因微生物による感染症の場合，キットで同定した以外の起因微生物を見逃してしまう可能性がある。迅速検査キットの検査範囲をよく理解し，外来診療，入院が必要な感染症の初期診察，伝染性の強い感染症の診断などに利用することが大切である。

抗原検出法には，ラテックス凝集法（LA）や酵素免疫測定法（EIA）などが用いられてきたが，近年，イムノクロマトグラフィー法（ICA）により，簡便で感度・特異度の高い検査法が開発され，多彩な測定法のキットが発売されている（表5.2.6）。

表5.2.6　細菌性腸炎迅速診断に有用なキット

微生物	製品名	測定法	検出抗原	使用検体
*C. difficile*関連	イムノカードCDトキシンA＆B	ELISA	toxin A, B	糞便
	C.D.チェック・D-1	LA	D-1抗原	糞便
	C. DIFF QUIK CHEK コンプリート	ICA	CD抗原, toxin A, B	糞便
	TOX A/B QUIK CHEK「ニッスイ」	ICA	toxin A, B	糞便
	X/Pect トキシン A/B	ICA	toxin A, B	糞便
E. coli O157関連	イムノカード ST E. coli O157	ICA	大腸菌O157	糞便
	オーソVT1/VT2	ELISA	ベロ毒素	糞便
	キャピリア O-157	ICA	大腸菌O157	糞便
	キャピリア VT	ICA	ベロ毒素	培養集落
	大腸菌O157検出キット「UNI」	LA	大腸菌O157	培養集落
	デュオパス・ベロトキシン	ICA	ベロ毒素	培養集落
	ノバパスベロ毒素EIA	ELISA	ベロ毒素	糞便

用語　ラテックス凝集法（latex agglutination；LA），酵素免疫測定法（enzyme immunoassay；EIA），イムノクロマトグラフィー法（immunochromatography assay；ICA）

5章 肛門

(1) Clostridium difficile 毒素

　Clostridium difficile は，芽胞を形成する偏性嫌気性のグラム陽性桿菌に属し，抗生物質投与で起こる偽膜性大腸炎の原因菌であり，毒素を産生することが知られている。また，院内感染を引き起こすことも問題[18]となる。Toxin A（エンテロトキシン）と Toxin B（サイトトキシン）の2種類の毒素が *C. difficile* の病原性に大きな役割を果たしているため，Toxin A および Toxin B の検出が重要である。現在，Toxin A および Toxin B 両毒素を迅速に検出できるキット（図5.2.16）や，クロストリジウム・ディフィシル抗原（グルタメートデヒドロゲナーゼ（GDH））も検出できるキットが発売されている。

　検体中の特定の菌から抗原を抽出し，感度の高い免疫学的反応で同定するか，あるいは直接毒素を検出するのがこの迅速検査キットである。数日を要する通常の分離・同定法と比較すると，報告日数の短縮が可能であることから，診断に有用である。

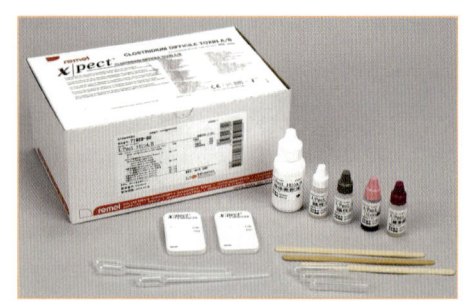

図5.2.16　Toxin A および Toxin B 両毒素を迅速に検出できるキット

(2) 病原大腸菌 O-157 毒素

　腸管出血性大腸菌感染症の原因菌は，ベロ毒素（Verotoxin（VT），または Shigatoxin（Stx）とよばれている）を産生する *E. coli* である。

　大腸菌ベロ毒素迅速検査は，抗原抗体反応を用いて糞便検体より直接ベロ毒素抗原を検出する。EHEC 感染症のうち，血清型では O157 が最も多いが，O26 と O111 を中心にその他の血清で原因菌となる。*E. coli* の血清型を問わずベロ毒素を検出するキットや，*E. coli* O157 を検出するキット（図5.2.17）が発売されている。

　毒素を産生する量が少ない場合，抗原量が少ないため測定感度未満

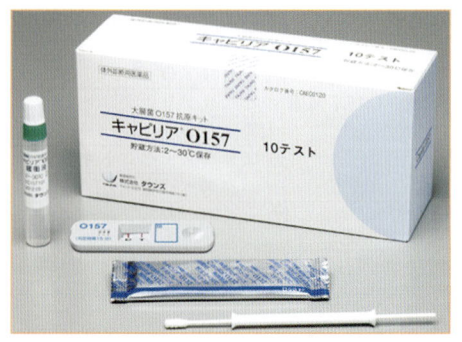

図5.2.17　大腸菌 O-157 を検出するキット

となることがあり[19]．陰性の結果が得られてもEHEC感染を除外診断することはできない．そのため，培養を中心とした細菌検査が主流であり，迅速検査は臨床側からの依頼がなければ実施されないことが多い．しかし，SIB培地やSMAC培地などの分離培地上の発育集落が*E. coli* O157を強く疑う場合には，積極的に使用し迅速に起因菌推定することは重要である．

［松村 充］

> **用語** クロストリジウム・ディフィシル（*Clostridium difficile*），グルタメートデヒドロゲナーゼ（glutamate dehydrogenase；GDH）

参考文献

1) 厚生労働省令第103号，平成26年9月9日．
2) 法律第115号，平成26年11月21日．
3) 感染症の予防及び感染症の患者に対する医療に関する法律の一部を改正する法律の施行に伴う関係政令の整備に関する政令，平成27年1月9日．
4) 第5回 厚生科学審議会感染症部会公開資料，平成26年6月20日．
   http://www.mhlw.go.jp/file/05-Shingikai-10601000-Daijinkanboukouseikagakuka-Kouseikagakuka/0000048811.pdf
5) Zaki AM, van Boheemen S, Bestebroer TM, et al：Isolation of a novel coronavirus from a man with pneumonia in Saudi Arabia, N Engl J Med. 2012；367：1814-20
6) WHO：Disease Outbreak News on coronavirus infections.
7) Health Protection Agency（HPA）UK Novel Coronavirus Investigation team：Evidence of person-to-person transmission within a family cluster of novel coronavirus infections, United Kingdom, February 2013.
8) CDC：MERS in the U.S.
9) Azhar EI, El-Kafrawy SA, Farraj SA, et al：Evidence for camel-to-human transmission of MERS coronavirus. N Engl J Med. 2014；370：2499-505.
10) 政令第256号，平成26年7月16日．
11) Gao R, Cao B, Hu Y, et al：Human infection with a novel avian-origin influenza A（H7N9）virus, N Engl J Med. 2013；368：1888-97.
12) Lo YC, Chen WC, Huang WT, et al：Surveillance of avian influenza A（H7N9）virus infection in humans and detection of the first imported human case in Taiwan, 3 April to 10 May 2013.
13) To KK, Song W, Lau SY, et al：Unique reassortant of influenza A（H7N9）virus associated with severe disease emerging in Hong Kong, J Infect. 2014 Jul；69：60-8.

14) William T, Thevarajah B, Lee SF, et al：Avian Influenza(H7N9) Virus Infection in Chinese Tourist in Malaysia, 2014, Emerg Infect Dis. 2015；21：142-5.
15) WHO：Human infection with avian influenza A(H7N9) virus – Canada.
16) 日本臨床微生物学会：腸管感染症検査ガイドライン，日本臨床微生物学会雑誌 20, 2010.
17) 吉田幸雄，有薗直樹著：医動物学(改定6版)，南山堂，東京，2013.
18) McDonald LC, Mulligan ME, Thompson A, et al：An epidemic, toxin gene-variant strain of Clostridium difficile. N Engl J Med 353：2433-2441, 2005
19) 三澤成毅：便中抗原　ベッドサイドで役立つ微生物検査ガイド，河野 茂，平潟洋一(編)，301-316，文光堂，東京，2006.

6章 検体採取 Q&A

章目次

- 6.1：尿 ………………………………………………… 162
- 6.2：髄　液 …………………………………………… 169
- 6.3：骨髄液 …………………………………………… 172
- 6.4：関節液 …………………………………………… 174
- 6.5：精　液 …………………………………………… 176
- 6.6：喀　痰 …………………………………………… 178
- 6.7：静脈血 …………………………………………… 182

SUMMARY

臨床検査に用いる材料は尿，髄液，骨髄液，関節液，精液，喀痰，静脈血などが主である．それぞれの検査は生理的変動による影響や材料の採取方法，採取時間，採取容器，採取後の取り扱いが結果を左右することも多い．採取前や採取後の取り扱いでは，感染防止対策を含めて厳密に対応しなければならない．

6.1 尿

6.1.1 尿採取

Q 尿一般検査の採尿法と注意事項は？

A 尿は食事や飲水などの影響で生理的変動幅が大きい。このため検査に適した採取時間（早朝尿，随時尿など）と採取法（初尿，中間尿，カテーテル尿など）を記載する[1]。採尿時は，手をよく洗った後，男性は亀頭を露出して先端を清拭する。女性は陰唇を開き，外陰部を清拭する。しかし，個々の清拭は費用がかかりすぎることから代わりに温水洗浄装置を使用する試みの報告[2,3]がある。

尿一般検査は，<u>早朝尿で中間尿が望ましい</u>。早朝尿採取の理由は以下のとおりである。①尿は濃縮され睡眠中の低換気を反映して酸性に傾くため成分が安定する。②尿定性検査の尿亜硝酸塩は，4時間以上膀胱に貯留した尿でなければならない。③起立性蛋白が除外できる（学童検診）。④運動後の血尿，ヘモグロビン尿を除外できる[2]。

採尿にあたって以下のことに注意する。アスコルビン酸は，尿定性検査の潜血，糖，亜硝酸塩，ビリルビンの反応が偽陰性化する。アスコルビン酸は栄養ドリンクだけでなく，お茶などの飲料水の酸化防止剤として添加され，摂取後3〜7時間の尿はアスコルビン酸の濃度が高くなり検査結果に影響を与える。このため，検査前日からペットボトルのお茶などの飲料水は控えるように指導する[4]。また，月経中・直後や婦人科の内診後の尿は，潜血反応などが陽性になるので申し出てもらう。採尿は採血と違い，患者自身が採取するので，採取時間・方法，必要量，検査に影響を与える要因などを患者に事前に説明することが重要である。

Q 尿臨床化学検査の採尿法と注意事項は？

A 尿臨床化学検査の採取方法は，早朝尿，随時尿，24時間蓄尿などがある。検査の目的によって採取法が異なるため，採取法・採尿時間の確認をして担当医の指示に従う。

腎機能を評価するクレアチニンクリアランス法や尿蛋白検査などは，24時間蓄尿をする場合がある。24時間蓄尿の方法は，開始時に排尿してこの尿は捨て，次の尿から蓄尿し，24時間後は尿意がなくても排尿しこれも蓄尿する。たとえば，朝9時に排尿（この尿は捨てる），この後の尿はすべて溜める，翌朝9時に尿意がなくても排尿してこの尿は溜める。また，蓄尿実施時は，全尿を溜めるので，患者には長時間の外出は控えてもらい，溜め忘れることがないように指導する。

蓄尿の保存液（表6.1.1）は，検査の目的に応じて選択し，保存する容器にあらかじめ保存剤を添加し，よく混和する[5]。また，蓄尿の一部を容器に入れて持ってくるときは，尿量を測定後，よく混和してから分注する。しかし，蓄尿は院内感染のリスクになるので十分に注意する。

表6.1.1 保存法

保存剤	保存方法	検査項目	備考
冷蔵保存	4℃保存	尿臨床化学検査（電解質，蛋白，アルブミン，NaGなど）	採尿後6時間まで
炭酸ナトリウム	1袋	C-ペプチド	

6.1.2 尿沈渣検査

Q 尿沈渣検査の採尿法と注意事項は？

A 尿沈渣検査の採取方法は，「早朝尿かつ中間尿が適している」，「採尿前に尿道口を清拭することが望ましい」[6]となっている。中間尿採取の方法は，排尿の最初と最後は捨てて中間の部分の尿を採取する。中間尿採取は，ある程度の尿が膀胱に溜まっていないと採取できないので，検査前には排尿しないように指導する。また，採尿法を説明するときは，絵入りのポスターなどを用いてわかりやすくする必要がある。

初尿は，尿道口の周囲や腟前庭部由来の成分が混入する。とくに，図6.1.1のように女性の場合は月経周期の後半に腟前庭部由来の成分が多く混入する[7]。原因として初尿ではこれらの成分を洗い流すことによると考えられている。一方，中間尿（図6.1.2）はこれらの影響は軽減される。

尿中有形成分分析装置で測定した場合，図6.1.3のように初尿は多くの有形成分が混入することから成分過剰により測定値の信頼性が低下し，目視鏡検の実施が必要となる。一方，中間尿（図6.1.4）は有形成分が軽減されるため自動分析器の測定が可能となる。自動

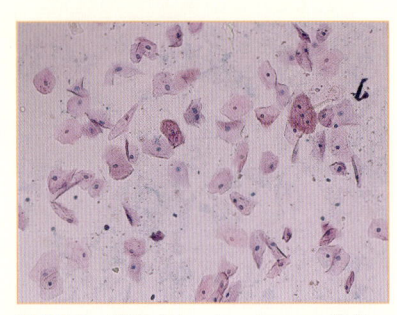

図6.1.1　初尿 10× sternheimer染色

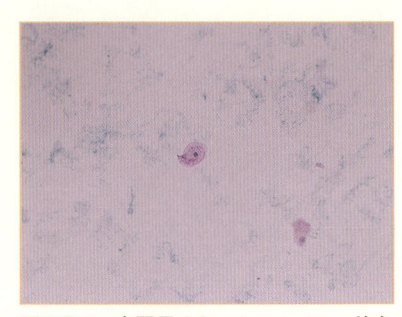

図6.1.2　中間尿 10× sternheimer染色

分析器の有効活用のためにも，中間尿採取は重要である。

　以上のように初尿が混入した尿沈渣結果は，白血球，細菌，扁平上皮細胞などが多数となり尿路感染症を示唆するような検査所見となる。正確な検査結果を報告するためには，中間尿採取を実施することが重要となる。

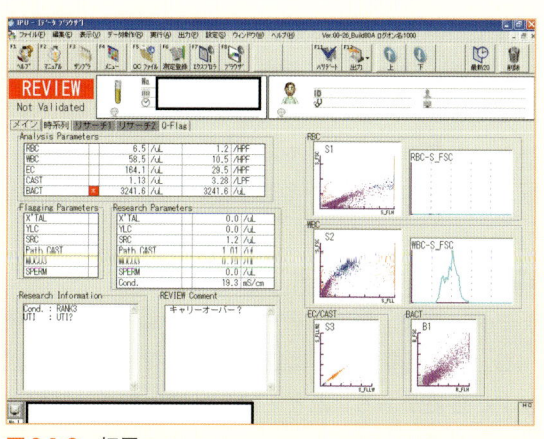

図6.1.3　初尿

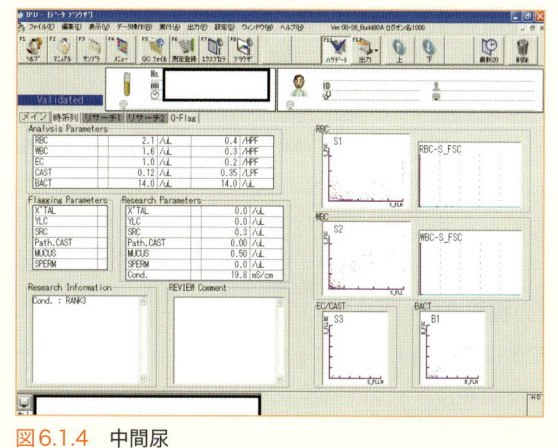

図6.1.4　中間尿

［田中雅美・宿谷賢一］

6.1.3 細菌検査

Q 細菌検査で注意の必要な検体項目と採取方法は？

A 細菌検査ではさまざまな検体を対象とするが，採取検体の品質が検査結果に影響を与える。そのため，検体採取や保存を適切に行わなければならない。また，目的とする細菌によっても保存方法が異なるため，患者の基礎疾患や推定起炎菌，海外渡航歴，ペットとの接触など，具体的な情報を多く手にいれることが重要である。

(1) 細菌検査検体の保存条件

喀痰や尿，糞便，胸水などの穿刺液，膿など多くの検体は冷蔵で保存（4℃）する。冷蔵保存は24時間を限度とし，可能な限り速やかに検査する必要がある。たとえば，尿検体を長時間室温放置すると，尿中の細菌が増殖し培養検査結果に影響を及ぼしてしまう。冷蔵保存をしてはいけない検体もある。血液培養ボトルや髄液は，採取後直ちに培養を開始することが望ましいが，保存する場合は室温保存する。冷蔵してはいけない微生物としては，*Neisseria gonorrhoeae*，*Neisseria meningitidis*，*Vibrio*，*Entamoeba histolytica*（栄養型），*Trichomonas*などは低温に弱いので，それらの感染が疑われる検体は冷蔵保存を避ける。37℃または室温保存が望ましい。

(2) 尿の採取方法

尿検体は患者自身に採取を依頼する場合が多い。尿道口や外陰部付近には常在菌が付着している場合が多いことから，汚染菌の混入を最小限にとどめる必要がある。患者には手洗いと常在菌の除去法を説明し，理解してもらう(表6.1.2)。

📝 **用語**　淋菌（*Neisseria gonorrhoeae*），髄膜炎菌（*Neisseria meningitidis*），ビブリオ（*Vibrio*），赤痢アメーバ（*Entamoeba histolytica*），トリコモナス（*Trichomonas*）

① 中間尿：清拭する際，女性は前から後ろに向かって，新しい綿で数回実施する。清拭綿は消毒薬を含有しないもので，滅菌生理食塩水含有が望ましい。
② 初尿（男性）：最初の10～20mLを採取する。男性のクラミジアや淋菌を対象とした尿道炎検査に使用する。室温で保存する。
③ 尿道留置カテーテル尿：採尿ポート（なければチューブ部分）をアルコールで消毒する。注射器で穿刺し採尿する。尿バック内の蓄尿を細菌検査に用いてはならない。
④ 採尿パック尿：小児や寝たきり患者など，自立排尿が困難な場合に使用される。汚染菌の混入は避けられない。

(3) 尿検体の採取容器

採取容器はコンタミネーション防止のため，滅菌試験管（図6.1.5）を使用する。採取量は5～10mLでよい（表6.1.3）。フタがしっかり閉められる容器（図6.1.6）を採用する（スクリューキャップが望ましい）密閉することにより検体の流出を防ぐ。正しい容器の選択が正確な検査結果に結びつく。どの容器で採取したかによって検出菌が変わるため，正しい選択を念頭に置く必要がある。

表6.1.2　各種尿検体採取法

ポイント
・常在菌の汚染を避ける：尿道口・外陰部を十分に清拭する
・中間尿を採取する：膀胱炎，腎盂腎炎などを疑う場合
・初尿を採取する：男性のクラミジア，淋菌による尿道炎を疑う場合
・乳幼児では採尿パックの使用が簡便である（ただし，常在菌汚染のリスクは高い）
・保存する場合は2時間までは室温で保存する 　2時間以上は冷蔵（4～8℃，24時間以内）で保存する
・蓄尿は培養検査に用いない

	採取方法
中間尿	1) 採取前に手をよく洗う 2) 清浄綿（滅菌生理食塩水が望ましい）で尿道口・外陰部を清拭する（女性は前から後ろへ向かって，新しい綿で数回実施する） 3) 初尿の10mL以上は捨て，中間尿を採取する
初尿	1) 採取前2時間以上排尿させない 2) 手洗い後，尿道口・外陰部を清拭する（中間尿に準ずる） 3) 最初の10～20mLを採取する
尿道留置カテーテルからの採取	1) 必要に応じてチューブをクランプする（30分以上はしないこと） 2) 採尿ポートをアルコールで消毒後，注射器で穿刺して採取する

6章 検体採取Q&A

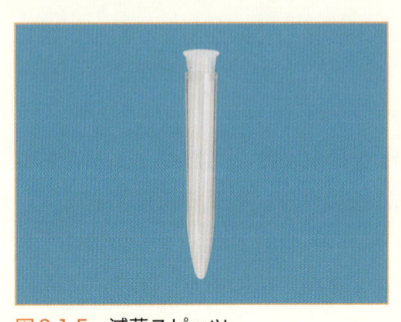

図6.1.5 滅菌スピッツ

図6.1.6 滅菌尿検体容器

表6.1.3 尿検体の採取

材料	採取容器	採取量	保存法	備考
尿（中間尿，導尿膀胱穿刺尿）	滅菌試験管	5～10mL	冷蔵庫（4℃）	原則的には，早朝尿 蓄尿の一部は不可

［松村 充］

参考文献

1) 福田嘉昭：「採尿法を守らないとダメ」，Medical Technology，2014；42(13)：1366-1369.
2) 血尿診断ガイドライン編集委員会：「血尿の定義とスクリーニングのための検査法」，血尿診断ガイドライン，2013，4-5，血尿診断ガイドライン編集委員会（編），ライフサイエンス出版，東京，2013.
3) 田中雅美，他：「採尿時における温水洗浄装置の有用性」，医学検査，2010；59(6)：811-814
4) 松尾千賀子：「市販飲料水による尿試験紙法検査（潜血反応，糖定性）への影響，臨床病理，2009；57(9)：834-841
5) 油野友二：「尿の一般的取扱い法」，臨床検査法提要（改訂第34版），124-125，奥村伸生他，金原出版，東京，2015.
6) 日本臨床衛生検査技師会：「採尿法」，尿沈渣検査法，2010，2，尿沈渣検査法編集委員会（編），東広社，東京，2011
7) Mie Morimoto, et al：Effects of Midstream Collection and the Menstrual Cycle on Urine Particles and Dipstick Urinalysis among Healthy Females. Clinical Chemistry 49：188-190, 2003

6.2 髄　液

6.2.1　髄液採取

Q 髄液の採取方法は？

A　髄液の採取法には腰椎穿刺，後頭下穿刺，脳室穿刺がある。一般的な採取方法は腰椎穿刺であるが，疑われる疾患や治療目的によって後頭下穿刺や脳室穿刺なども行われる。

(1) 腰椎穿刺

腰椎穿刺の適応は中枢神経系感染症，出血，腫瘍性疾患などが疑われた場合や髄腔内への薬液投与が必要な場合である。穿刺の禁忌事項（表6.2.1）としては脳圧の亢進，穿刺部位の感染，出血凝固異常や抗凝固療法中の患者，被検者の協力が得られない場合がある。

とくに脳ヘルニアの徴候，①一側，両側の瞳孔固定・散大，②除脳，除皮質肢位，③Cheyne-Stokes呼吸，④固定した眼球偏位などが認められれば穿刺は禁忌で，抗菌薬を開始すべきである。腰椎穿刺時の注意としては，患者を脊柱がベッドに水平になるように側臥位とし，穿刺部位が最も突出するように膝を抱えて丸くなる体位をとらせる。

表6.2.1　腰椎穿刺の禁忌・合併症

禁忌	合併症
・頭蓋内圧の亢進 ・穿刺部位の感染 ・出血凝固異常や抗凝固療法中の患者 ・患者の同意，協力が得られない場合	・脳ヘルニア ・頭痛 ・背部痛 ・血種（頭蓋内，硬膜外） ・感染 ・神経障害

穿刺部位は危険が少ない第3～4腰椎（L3/4），第4～5腰椎（L4/5），第5腰椎～第1仙椎（L5/S1）の3カ所から棘間が触れやすい部位で行う。穿刺が難しい（背部に脂肪が多く棘間が触れないなど）患者の場合は，体表エコーで棘間を観察し穿刺部位の目安をつけることや，圧迫骨折や変形性脊椎症の患者では体を丸くできないことがあるため，傍脊柱法でアプローチする。また，小児の場合は穿刺部位にあらかじめ貼付用局所麻酔などを30分以上貼っておくなどの対処が必要となってくる。

使用する針は細いほど合併症の頭痛の頻度が減る。リスク軽減には麻酔で使用する25Gの針が推奨されるが，髄液の流出が緩慢で圧測定や検体採取に非常に時間を要するので一般的には21～23Gの針が使用されている。

(2) 後頭下穿刺（大槽穿刺）

腰椎の棘突起間の狭窄やくも膜下腔の閉塞があり，腰椎間や尾椎部の穿刺が不可能な場合は，後頭下穿刺（外後頭隆起の下5～10mm）が行われる。

(3) 脳室穿刺（脳室ドレナージ）

脳室ドレナージは，脳室とくも膜下腔の間に閉塞がない交通性水頭症（くも膜下出血，髄膜炎）や，脳室とくも膜下腔の間に閉塞がある非交通性水頭症（脳腫瘍や脳出血，高度のくも膜下出血）などによる頭蓋内圧の亢進や水頭症，髄液排出障害などの治療を目的として行われる。検査のための髄液採取は貯留槽から行う。ドレーンを管理するうえで髄液排出量の調節や感染，出血，ドレーンシステムの接続や穿刺部位からの髄液漏出などに十分注意が必要である。

Q 採取量と検体の取り扱いは？

A 髄腔内の髄液量は成人で120～150mL，小児においては約60～90mLと少ないため一度に採取できる量は限られる。成人で約10mL以内，通常は2～3mL程度が推奨され，髄液検体は滅菌ポリプロピレン容器を用い3本に分けて採取する。1本目は細胞量が多くみられるため細胞算定や分画に適している。ただし採取時に血液が混入した場合は2本目を使用するなど臨機応変に対応する。数本に分けて採取することによって微生物検査への対応も可能となる。髄液検体は蛋白量が少なく細胞変性が早いため，直ちに検査室へ提出し検査を実施する。このとき抗凝固剤は使用しない。

[山下美香]

参考文献

1) 石山雅大：髄液の採取・取扱い・肉眼的観察．髄液検査技術教本24-28，日本臨床衛生検査技師会，2015
2) 石山雅大：髄液の採取から細胞数の算定まで．Medical Technology Vol.42 No.5 433-436，医歯薬出版，2014
3) 鈴木昭広：日常診療のズバリ基本講座 Part2 その37 腰椎穿刺．レジデントノート Vol.12 No.13 2254-2263，羊土社，2011
4) 三河茂喜：脳室ドレーン，脳槽ドレーン，腰椎ドレーン．BRAIN Vol.3 No.3 220-227，医学出版，2013

6.3 骨髄液

6.3.1 骨髄液標本

Q 骨髄標本作製はEDTA塩加骨髄血ではだめでしょうか？

A 骨髄標本作製には，ベッドサイドで骨髄採取後すぐに作製する方法と，EDTA塩加採血管に採取し検査室で作製する方法がある。各施設により業務の都合があるため，都合に合わせて標本作製を行えばよいと考える。

一方で，標本作製方法により，とくに，EDTA塩が加わることによっても細胞形態に影響が生じることが知られている。以下に特徴（表6.3.1）と一部の具体例（図6.3.1）を示すが，どのような影響があるのかを留意して細胞を判別することが大切である。可能であれば両方の方法で標本作製を行い比較して，鏡検者が判別しやすいほうで判別することが望ましい。

表6.3.1 塗抹標本作製時EDTA塩添加の有無による特徴

EDTA塩無	・細胞質は好塩基性 ・顆粒は多い傾向 ・核網は顆粒状繊細 ・核小体は小さめ
EDTA塩有	・細胞はよく乾燥し伸長して大きい ・顆粒は減少傾向（Auer小体も減少傾向） ・核網は粗剛 ・核小体は大きい

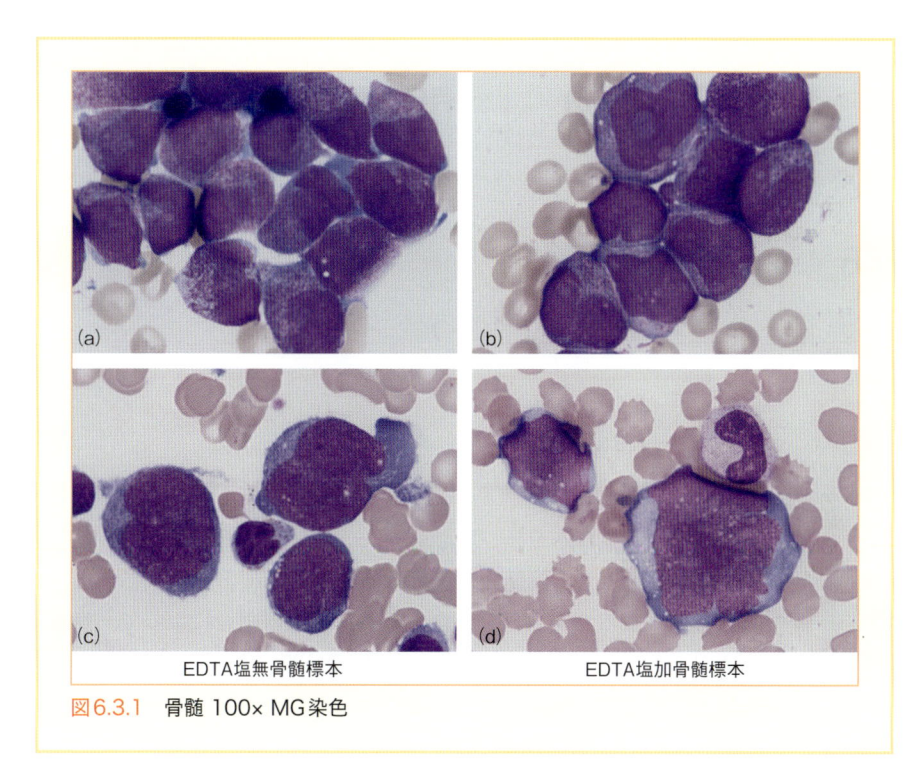

6.3 | 骨髄液

(a) (b)
(c) (d)

EDTA塩無骨髄標本　　　EDTA塩加骨髄標本

図6.3.1　骨髄 100× MG染色

［常名政弘］

参考文献

常名政弘, 他：血液形態アトラス, 検査と技術増刊号, 2015；43(10) 846-847.

6.4 関節液

6.4.1 関節液採取

Q 関節超音波ガイド下で関節液が少ない場合はどうしたらよいですか？

A 穿刺前に生理食塩水を5〜10mL注入し，よく関節を動かした後に採取する．この場合，細胞数は生理食塩水によって希釈されているため参考値となる．白血球分類による多形核球の割合によって，炎症性か非炎症性かを判定する．多形核球が25％未満は非炎症性，50％以上は炎症性，75％以上は化膿性となる[1]．

Q 粘稠性が強い検体はどうしたらよいですか？

A 粘稠性が強い検体は，細菌培養検査用の検体を除き，細胞数の算定，細胞や結晶の鑑別および同定が困難となるため前処理を行う．ヘパリン，EDTA，ヒアルロニダーゼを用いて前処理して粘稠性をなくす．検体の前処理をする場合には，いくつか注意点がある．
　ヘパリンやEDTAを用いると，細胞変性を来す可能性があるため，細胞の同定や鑑別には不適切である．さらに，ヘパリンを用いた場合は，細胞数の算定時にSamson液の使用ができなくなる．これは，ヘパリンとSamson液が反応して微粒子が生じて，算定が困難になるためである．EDTAについては，カルシウム塩がEDTAと錯体を形成することで，ピロリン酸カルシウム（CPPD）結晶が溶解し，偽痛風で認められるCPPD結晶を見逃してしまう可能性がある．

原則的にEDTAは用いない。ヒアルロニダーゼについては，関節液1mLに対して100単位を添加し，37℃で30分間処理することから[2]，迅速検査には不向きである。事前にヒアルロニダーゼ10mgを生理食塩水6mLに溶解し，100μLずつに子分注して凍結保存しておき，検体採取時に溶解して検体10mLと転倒混和することで，粘稠性がなくなり迅速に検査を行うことができる[3]。

Q 検体の保存はどうしたらよいですか？

A 細胞数の算定，細胞や結晶の鑑別および同定の検査が終了次第，1,700g・5分間遠心分離を行い冷蔵保存する。この場合，10日間は安定である。これ以上保存する場合は，－20℃に凍結する。補体や特殊な酵素などを測定する場合は，無処理のまま速やかに－70℃に凍結保存する[2]。

［横山 貴］

用語 ピロリン酸カルシウム（calcium pyrophosphate dihydrate；CPPD）

参考文献

1) 横山 貴，谷口敦夫，他：「関節液検査」，一般検査技術教本，132-140，一般社団法人日本臨床衛生検査技師会，2012．
2) 奥村伸生，森田 洋，油野友二：「3 穿刺液・髄液・精液検査」，165-169，臨床検査提要改訂第33版，金井正光（監修），奥村伸生，戸塚 実，矢冨 裕（編集），金原出版，東京，2010．
3) 保科ひづる：穿刺液検査（胸水・腹水，関節液），検査と技術，2014；42(12)：1322-1326．

6.5 精　液

6.5.1　精液採取

Q　採取の注意事項は？

A　精液検査は男性不妊症の診断，治療の方向性を求めるために実施されている基本的検査である．精子を採取するにはいくつかの注意点がある．また精液検査は1回の検査では質の評価が不可能であるため，少なくとも3カ月以内に2回の検査が行われる必要がある．2回の検査結果に大きな相違があればさらに検査を実施する．

(1) 精液採取・運搬の説明

精液採取に関しては，明確に書かれた説明書を患者に提示し，表6.5.1のような情報をこと細かに記録する．

(2) 禁欲期間

最低2日間以上7日間以内の禁欲期間後に採取する．精液量が回復するのに3日間，5日間を超えると運動能が失われていくため禁欲期間は4～5日間が最もよいとされる．

(3) 採取場所

1時間以内に持参可能なところで採取する（クリニック内で採取）．患者のプライバシーの尊重に努め，精液採取室の整備とその環境を整えなくてはならない．自宅採取はクリニッ

表6.5.1　精液検査記録表

- 患者氏名
- 生年月日
- 患者ID
- 禁欲期間
- 採取日・採取時間
- 採取場所
- 採取方法
- 採取状態（精液全量か否か）
- 検査開始時間
- 採取容器重量（使用前）

ク内でマスターベーションによる精液採取ができない場合や，クリニックに適切な場所がないときなどに例外的に実施される。

(4) 採取容器

清潔で口径の広いガラスもしくはプラスチック製の容器に採取する。その容器は精子に無害であることが証明されたものを使用する。空の採取容器は重量が個々で異なっているため，どの容器も事前に計測して患者に渡す前に容器に記載する。

(5) 採取方法

原則としてマスターベーションにより精液全量を採取する。通常のラテックスコンドームによる採取は精子の運動性に干渉する薬剤が含まれているため使用しない。しかし，マスターベーションによる採取ができないと証明された場合など，例外的な状況においては精液採取用の無毒なコンドーム（市販で入手可能）のみを使用して採取する。射精障害もしくは，射精できない男性からの精液採取は陰茎への直接的な振動刺激か，直腸への電気的な刺激で回収可能となることもある。膣外射精での採取は多数の精子を含む最初の精液部分を損失し，低pHの膣液が精子運動性に影響を及ぼすため信頼性の低い採取法である。

(6) 搬　送

精液検体は精液採取時間を記録する。採取した容器を20〜37℃に保ち，精子への大きな温度変化を避け，採取から1時間以内に検査室へ運搬する。

［山下美香］

参考文献

1) 「ヒト精液検査と手技」，WHO・ラボマニュアル第5版（翻訳），高度生殖医療技術研究所，2010
2) 日本泌尿器科学会監修，精液検査標準化ガイドライン作成ワーキンググループ編：精液検査標準化ガイドライン，金原出版，東京，2003.

6.6 喀痰

6.6.1 喀痰採取

Q 培養検査に適した喀痰はどのような喀痰ですか？

A 喀痰培養検査は，下気道や肺の細菌感染症の起炎菌検索を目的に実施される検査で，喀痰の品質が検査結果に大きく影響する。そのため，<u>口腔内常在菌の混入を極力抑えた検体で検査をすることが重要</u>であり，提出された検体が培養検査に適さない場合は検査室から再提出を求めることが必要である（検査依頼医師が喀痰の品質確認後に検査室へ提出することが理想であるが，医師の確認はほとんど実施されていないのが現状である）。

(1) 喀痰の採取
早朝起床時の採痰が望ましい。
① 歯磨きをし，その後水道水で数回うがいをして唾液・食物滓・咽頭の鼻汁を除去する。
② 深吸気し，強く咳をして採痰容器に直接喀出する。このとき，介助者が前胸部叩打を加えてもよい。また，痰があまり出ない場合は，3％程度の高張食塩水をネブライザーで吸入し，誘発痰を採取する。
③ 採取後直ちに検査室へ提出する。保管する場合は室温では2時間，冷蔵の場合は24時間以内とする。

(2) 喀痰の品質管理
① 目視による品質管理（Miller & Jonesの分類）(表6.6.1) と，② グ

ラム染色像による品質管理(Gecklerの分類)がある。提出された検体が培養検査に適するかどうかは，①の基準に従って判定する。M1，P1〜P3の喀痰を図6.6.1に示す。

表6.6.1 Miller & Jonesの分類

分類	肉眼的性状	検体の適正
M1	唾液，膿性部分を含まない粘液性痰	不適
M2	少量の膿性部分を含む粘液性痰	不適
P1	膿性部分が1/3以下の痰	適
P2	膿性部分が1/3〜2/3の痰	適
P3	膿性部分が2/3以上の痰	適

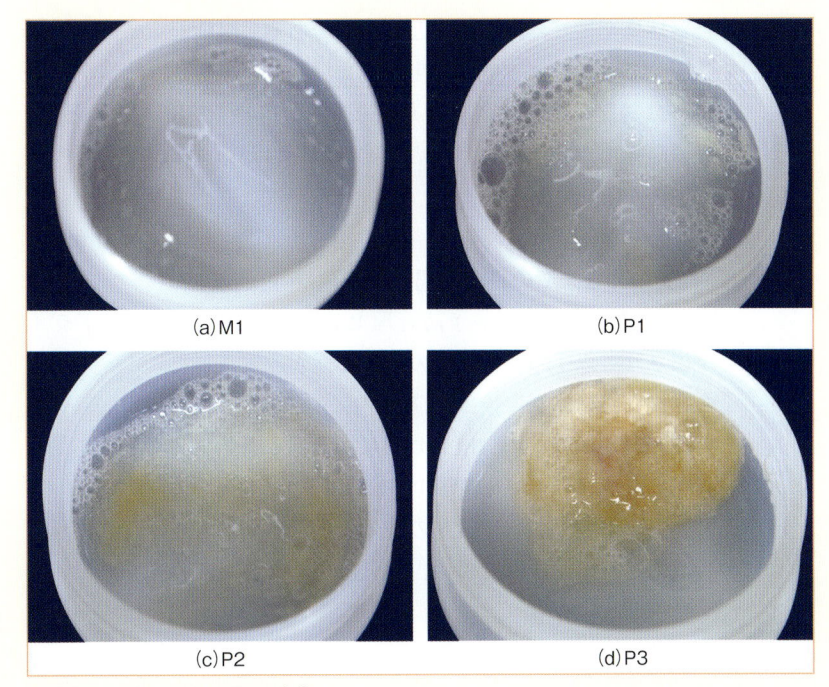

(a) M1　　(b) P1　　(c) P2　　(d) P3

図6.6.1　M1，P1〜P3の喀痰

Q 結核菌検査をするうえでの注意点は？

A

結核には肺結核と肺外結核があるが，肺結核が全体の80％を占める。結核の診断の第一歩は医師が結核を疑うことが最も重要であり，検査室は確実に*Mycobacterium tuberculosis*を検出，同定できる知識・技術が必要である。また，*Mycobacterium tuberculosis*検査の際は標準予防策に加えて，空気感染対策の実施も重要である。

(1) 検　体

良い喀痰を検査に用いることが重要である。早朝起床時にうがいを数回した後にのどの奥から出る痰を検査に用いるが，喀痰が出ない場合は誘発痰を用いる。また3日連続の喀痰を検査することで，検査の陽性率が向上する。採痰は拡散防止のため，採痰ブース内で行うことが望ましい。

(2) 検査の報告までの目標期間

1994年にアメリカ疾病予防管理センター（CDC）からガイドラインが出され，以下の報告までの目標期間が設定された。
①塗抹検査：検体採取後24時間以内に臨床医に報告する。
②培養・同定検査：10〜14日以内に臨床医に報告する。
③薬剤感受性検査：15〜30日以内に臨床医に報告する。

わが国においても培養検査の液体培養法，同定検査の核酸増幅法が普及し，目標期間内での報告が可能となりつつある。

用語　結核菌（*Mycobacterium tuberculosis*），アメリカ疾病管理予防センター（centers for disease control and prevention；CDC）

(3) 感染防止対策

　最低限の対策として，N95マスクを着用し，安全キャビネット内で検査を行う。筆者の所属する施設では，抗酸菌検査担当技師は感染防止対策として，図6.6.2に示す個人防護具（PPE）（N95マスク，ガウン，手袋，キャップ，アームカバー）を着用している。

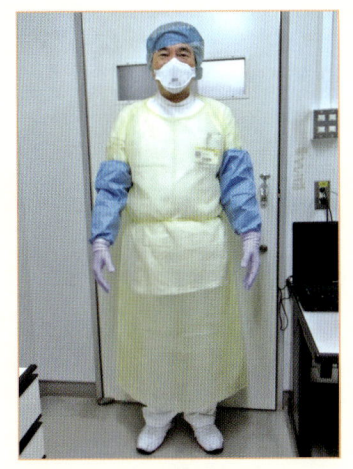

図6.6.2　個人防護具

［佐藤智明］

用語　個人防護具（personal protective equipment；PPE）

参考文献

1) 四元秀毅，山岸文雄：医療者のための結核の知識（第3版），医学書院，東京，2008.

6章　検体採取Q&A

6.7 静脈血

6.7.1　採血部位

Q 採血部位および採血時の確認事項は？

A 　検査採血では，患者が安心して安全に採血をされて，正しい結果が報告されることが必要である．外来と入院患者の採血では，採血時の注意および確認することが多少異なる．外来では患者に申告してもらう，あるいは患者に確認することがある（図6.7.1）．

(1) 外来採血での確認，注意事項
①採血時の気分不良や血管迷走神経反射を起こした経験
　患者の体調が原因で採血中に気分が悪くなることもある．たとえば，糖尿病の治療あるいは未治療患者で，血糖値がパニック値レベルまで低下や上昇している場合は，糖尿病療養指導士や担当医に相談が必要なこともある．また，採血が初めての患者は，採血に対する不安や痛みで血圧低下や意識消失を伴う血管迷走神経反射（VVR）を起こすことがある．採血の経験や採

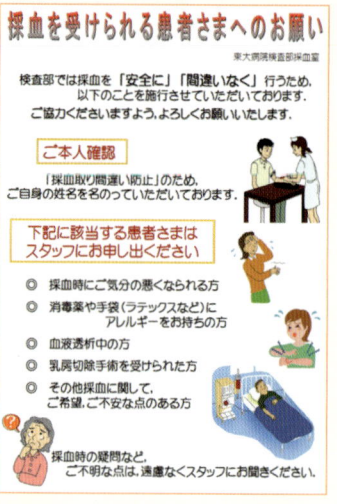

図6.7.1　外来採血室での掲示例

用語　血管迷走神経反射（vasovagal reaction；VVR）

血中に気分が悪くなった経験を確認して，必要があればベッドでの採血を行う。**外来採血で重要なことは，患者をリラックスさせて採血することである。**

②消毒薬やラテックスに対するアレルギーの確認

　アルコール消毒薬で赤くなる症状や手袋や駆血帯に含まれるラテックスに対するアレルギーを起こした経験を確認して，アルコール綿以外の消毒薬やラテックスフリーの手袋，駆血帯を使用する。これらの情報は，次回以降の採血にも利用できるようにシステムなどに登録しておくことが望ましい。

③血液透析用シャントの確認

　透析患者は，利き腕ではない腕に短時間で血液浄化を行うために，人工的に動脈と静脈をつないで血流量を多くした血管（シャント）を造ることがある。マンシェットや駆血帯を巻いて血流を遮らせることで，シャントが詰まったり，閉じるリスクがあるので，シャント側の腕での血圧測定や採血は避ける。腕時計による血管圧迫も避けるように指導することもある。

④乳房切除を確認

　乳がんの手術では，乳房切除と同時に転移の可能性を考慮して，腋窩リンパ節の郭清が行われることが多く，腕や手指へリンパ液の環流が少なくなり感染に対する抵抗力が落ちて，傷口からの感染リスクが高くなっている。たとえば，細菌の混入で赤く腫れて高熱や痛みを伴ったリンパ浮腫が生じる。そのため，手術側の腕からの採血は避ける。リンパ節の郭清を行わない乳房切除術であれば，血圧測定や採血は実施してもかまわない。

⑤造影剤投与や自己血採血予定などの確認

　検査採血後に自己血採血や造影剤投与を行う患者がいる。自己血採血は18G以上の太い採血針で200〜400mLの採血後，水分補充を目的に点滴を行うので，太くて採血しやすい血管は保存しておく。また，造影剤投与を右手尺側皮静脈から投与すると，上大静脈への距離が短く，造影剤がむらなく早く体に巡るので，造影剤CTなどの画像診断がある場合は左手から採血するほうが望ましい。また，

造影剤が検査に与える影響はわかっていないので，造影剤投与前に検査採血をするほうが望ましい。

⑥抗血栓薬の服用確認

抗凝固薬（ワルファリンなど）や抗血小板薬（アスピリンなど）の服用患者は，採血後の止血が困難なことが多く，服用を確認して，止血ベルトの着用や5分間の十分な圧迫が必要となる。

(2) 病棟採血での注意，確認事項

⑦点滴ラインあるいは点滴ラインの腕からの採血

血管確保が難しい患者では，点滴ラインの直近や点滴ラインから採血され，輸液成分の影響で検査値が異常高値や低値を示すことがある。異常値の場合は検査側から確認を行うが，やや高値や低値では再検査後報告され治療されてしまうことがある。点滴ライン以外に採血する血管が確保できない場合は，点滴を止め十分な血液でラインを洗い流した後に検査用の採血を行う。

［曽根伸治］

6.7.2　臨床化学検査

Q 血算や血糖用採血管を用いて臨床化学検査を行った場合どのような結果になりますか？

A 臨床化学成分の分析試料は，一般的に血清が用いられる。しかし，本来の使用法には反するが，緊急時などにおいては参考値が前提でも血漿分析を行う事例も散見する。以下に，血算，血糖用の採血管から得られた血漿について解説する。

(1) 血算用採血管

EDTAは，Ag^+，Ca^{2+}，Cu^{2+}，Zn^{2+}，Fe^{3+}，Zr^{4+}などの金属イオンとキレート錯体を形成（キレート結合）し，血中の遊離Ca^{2+}イ

オンをマスクすることでトロンビンの形成が阻止されて血液凝固を阻害する。通常は，ジナトリウム(2Na)もしくはジカリウム(2K)塩として採血管に添加されている。EDTA入り採血管から得られた血漿で臨床化学検査を実施した場合，EDTA2Naの場合はNaが，EDTA2Kの場合はKが高値化することは当然だが，キレート作用による金属項目の低下，反応もしくは構造に金属を必要とする酵素活性の低下を認める。

(2) 血糖用採血管

　フッ化ナトリウム(NaF)は解糖系酵素のエノラーゼを阻害することで解糖を阻止する。しかし，血球の糖消費を完全に阻止することは困難である。また，血糖測定用の採血管はNaFの他にも，血液凝固を阻止するためにEDTAやヘパリンも含まれている。したがって，NaF採血管から得られた血漿で臨床化学検査を実施した場合，その結果はEDTAやヘパリン採血管を用いた場合と同様の傾向を示す(表6.7.1)。なお，それ以外にNaFは血球を濃縮させるため血漿過多(血球の水分が移行)となる。その結果，血糖以外の項目で測定値は血清と比較して低下傾向を示す。

表6.7.1　血漿分析結果(血清との相対値：%)

項目	採血管 EDTA2K	EDTA2Na	*NaF・ヘパリン・EDTA2Na	項目	採血管 EDTA2K	EDTA2Na	*NaF・ヘパリン・EDTA2Na
TTT	62.5	62.5	18.8	Na	98.0	109.1	152.5
ZTT	3.6	5.4	3.6	K	476.1	87.0	102.2
ALP	7.5	8.7	2.8	Cl	91.7	92.7	90.8
CHE	97.4	99.0	***0.7	Ca	0.0	0.0	0.0
LAP	43.8	36.8	35.3	P	91.9	91.9	83.8
γ-GT	95.1	96.9	87.8	Mg	89.5	89.5	68.4
AMY**	96.2	98.5	84.1	Fe	0.0	0.0	0.0

*　NaF採血管は血球が濃縮し水分が血漿に移行するためGLU以外の測定値は約1割低くなる(GLU濃度は血漿と血球で同じ)。
**　AMYはMgが添加された試薬で無影響
***　フッ素による阻害

用語　γ-グルタミールトランスペプチダーゼ(γ-guru Tamil transformer peptidase；γ-GT)

6章 検体採取Q&A

Q ヘパリン入りの採血管を使用したいのですが，検査結果は通常の採血管から得られた血清のものと同じですか？

A 　緊急検査や血液透析後の採血にヘパリン入りの採血管を用いるケースがある。ヘパリン入りの採血管から得られた血漿の測定値は，リファレンスである血清と比較すると以下のような検査結果を呈する場合がある。

(1) 血漿特有の問題
　総蛋白（TP）が高値（約5％）となる。これは，フィブリノゲン（Fib）の測り込みによるものである。また，カリウム（K）および無機リン（IP）が若干の低値（各々約5％減）を示す。これらは血液凝固時に生じる血小板からのカリウムやリン酸成分の放出がないためである。

(2) ヘパリン固有の問題
　TTT, ZTTが著しい低値（各々50％を超す減）となる。これらは，ヘパリンがチモール・脂質・グロブリン複合体や亜鉛・グロブリン複合体の生成を阻害するためといわれている。

(3) 塩の測り込み
　ヘパリンLi採血管はLiの測定には使えない。ヘパリンNa採血管に採取した検体でのNa測定は，添加されているNa量が血漿濃度未満のため問題ない。

(4) 血小板成分の測り込み（図6.7.2, 6.7.3）
　LD（最大で約50％）＞AST（約10％）＞γ-GT（約5％）が高活性を呈する場合がある。これらの酵素は血小板にも含まれるため，遠心分離が不十分だと血小板が沈降せず血漿中に残存するためである。

6.7 | 静脈血

この現象は，遠心分離の時間を15〜20分に延長するか，遠心力を2,000 g に上げることで解消される。

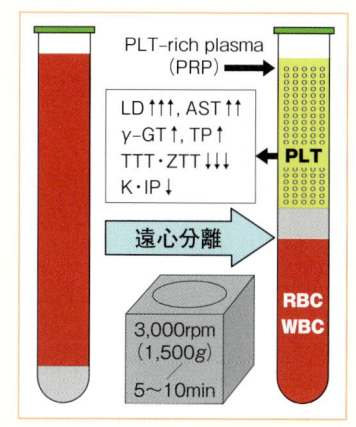

図6.7.2　血漿中の血小板の残存

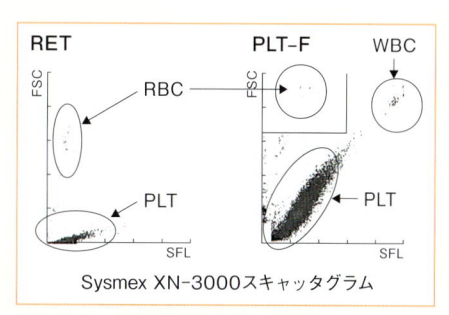

図6.7.3　血漿中の血小板の証明
ヘパリン入り採血管を用いて血漿を回収する場合，遠心分離の条件が通常と同じだと血小板が沈降せず，血小板に由来するLD，AST，γ-GTが高値となる。また，分離剤入りの採血管は，遠心後に混和すると分離剤上面に沈降している血小板が浮遊する。

［神山清志］

用語　多血小板血漿 (platelet rich plasma；PRP)

■ 6章　検体採取Q&A

6.7.3　血液検査

Q 好中球アルカリホスファターゼ（NAP）score は EDTA塩添加血で大丈夫ですか？

A 好中球アルカリホスファターゼ（NAP）は好中球の二次顆粒に存在し，種々のリン酸モノエステルをアルカリ領域（pH8～10）で水解する酵素の1つである。NAPscoreが低値を示す疾患としては，慢性骨髄性白血病（CML），発作性夜間血色素尿症（PNH）などがある。反対にNAPscoreが上昇する疾患には感染症，炎症，再生不良性貧血，多発性骨髄腫，真性多血症，骨髄線維症，CMLの急性転化時などがあげられる。

検査では，採血時に抗凝固剤を使用せず標本作製することが望ましい。しかし，実際には，採血する現場で標本作製を行うことが困難な場合が多く，EDTA塩添加血で行われている。表6.7.2にEDTA

表6.7.2　NAPscore EDTA塩添加無と添加直後，30分後の比較

	EDTA塩添加無	EDTA塩添加直後	EDTA添加30分後
1	355	360	346
2	242	250	213
3	280	263	255
4	273	259	245
5	252	246	222
6	252	257	212
7	352	345	352
8	305	311	293
9	300	286	286
10	280	271	260
mean	289.1	284.8	268.4

NAPscore

用語　好中球アルカリホスファターゼ（neutrophil alkaline phosphatase；NAP），慢性骨髄性白血病（chronic myelogenous leukemia；CML），発作性夜間血色素尿症（paroxysmal nocturnal hemoglobinuria；PNH）

塩添加無と添加直後，添加後30分のNAPscoreを比較したものを示す。EDTA塩添加後30分では約10％低下している。一方でEDA塩添加では20％程度のScoreの低下を示すとの報告もある。EDTA塩添加血でも検査可能であるが，30分以内の標本作製が望まれる。

Q EDTA依存性偽性血小板減少の回避法はどのようなものがありますか？

A EDTA依存性偽性血小板減少は，血液にEDTA塩が加わることにより，血小板膜抗原のGPⅡb/Ⅲa（glycoprotein Ⅱb/Ⅲa）のエピトープが変化し，このエピトープと患者の免疫グロブリンとが反応して血小板凝集が起こると考えられており，発生頻度は0.1～1.0％といわれている。原因としては抗生物質，てんかん薬の投与後や自己免疫性疾患などの免疫刺激状態にある基礎疾患を有する症例に発生する報告が多い。現在，各施設で行われているEDTA依存性偽性血小板減少に対しての回避法を表6.7.3に示す。しかしすべての患者に対して血小板凝集の抑制効果があるわけではないのが現状である。抑制効果のあるものから，すぐに効果がなくなるものまでさまざまである。患者ごとの血小板凝集抑制効果の反応と施設の事情に合わせて対応をする必要がある。

表6.7.3　EDTA依存性偽性血小板減少の回避法

- 硫酸マグネシウム
- ボルテックス撹拌
- クエン酸・ACD液
- プレーン管（生血ですぐに測定）
- カナマイシン・コリマイシンなどの抗生物質
　（カナマイシンの場合：20mg/全血1mL）
- 過剰のEDTA塩（通常の20から30倍量）
- GPⅡb/ⅢaやGPⅠbに対する抗体の添加
- 血糖用採血管（FC管：フッ化ナトリウム＋EDTA 2Na＋クエン酸Na）

6.7.4　凝固検査

Q 凝固時間に影響を与える要因は？

A　主な凝固時間に影響を与える要因を表6.7.4に示す。凝固時間に影響を与える要因は，採血時の手技的なものと治療を含む患者自身のものに大きく分けられる。さらにそれは，凝固時間を短縮するものと延長するものに分けられる。凝固時間が異常値を示した症例に遭遇したときは，はじめに採血手技による要因を疑うことが大切である。最も多い要因は，採血手技による検体凝固があり，検体遠心後の測定前に外観を確認することが大切である。同時に，採血量やヘマトクリットの肉眼での確認を行うことも必要である。

表6.7.4　主な凝固時間に影響を与える要因

凝固時間	採血手技に関する要因	患者自身による要因
短縮	・採血量過多 ・組織液の混入 ・クエン酸Naとの混和不足 ・生化学採血凝固促進剤が混入した場合 ・採血困難時（採血に時間がかかった場合）	・ステロイド投与
延長	・採血量不足 ・ヘパリン混入 ・長時間放置検体（凝固因子活性の低下） ・EDTA塩などの抗凝固剤が混入した場合	・抗凝固療法 ・循環抗凝血素保有 ・高ヘマトクリット患者検体（多血症） ・凝固因子産生不足（欠乏），過剰消費

［常名政弘］

6.7.5 免疫化学検査

Q 採血管違いで影響を受ける検査項目と内容は？

A 免疫化学分野の項目に関しては，多種多様な測定法が開発され，多くの項目において採血管違い（血清・血漿）で影響を受ける項目があり，その一覧を表6.7.5に示す。免疫化学分野の項目では，抗凝固剤の影響を受ける項目が多く，材料として血清であれば問題なく測定可能である。しかし，ProGRPだけは血清中において血液凝固系により活性化されたトロンビンによって分解され低値を示す[3]。このためProGRP研究会において血漿および血清での基準範囲とカットオフ値が提示され，医療施設により血漿か血清での測定かを選別して実施している[4]。

表6.7.5 採血管違いで影響を受ける検査と内容（免疫化学項目）

検査項目	内容
プロカルシトニン	クエン酸Na不可
カンジダマンナン抗原	クエン酸Na上昇傾向
クリプトコックス・ネオフォルマンス抗原	EDTA塩採血不可
トリコスポロン・アサヒ抗体	血清以外不可
百日咳抗体	血清以外不可
抗アニサキスIgG・A抗体	血清以外不可
リウマチ因子（RF）定量	EDTA2Naアプロチニン，EDTA2K，クエン酸Na不可
MMP-3	EDTA塩採血不可
抗ss-DNAIgG抗体	EDTA2Na，ヘパリン採血不可
抗ds-DNAIgG抗体	EDTA2Na，ヘパリン採血不可
抗血小板抗体	血清以外不可
PAIgG	ヘパリン採血不可
HIT抗体	ヘパリン採血不可
フリーライトチェーン	血清以外不可
IgG	ヘパリン，クエン酸Na　下降傾向
IgA	ヘパリン，クエン酸Na　下降傾向
IgM	ヘパリン，クエン酸Na　下降傾向

用語 マトリックスメタロプロテイナーゼ-3（Matrix Metalloproteinase-3；MMP-3）

6章 検体採取Q&A

表6.7.5 採血管違いで影響を受ける検査と内容(免疫化学項目)

検査項目	内容
IgD	クエン酸Na　下降傾向
補体価(CH50)	EDTA2Na, 2K, ヘパリン, クエン酸Na　下降傾向
C3	ヘパリン, クエン酸Na　下降傾向
C4	ヘパリン, クエン酸Na　下降傾向
プレアルブミン	フッ化Na, クエン酸Na　下降傾向
レチノール結合蛋白	フッ化Na, クエン酸Na　下降傾向
α1マイクログロブリン	クエン酸Na　下降傾向
α1アンチトリプシン	クエン酸Na　下降傾向
α2マクログロブリン	クエン酸Na　下降傾向
ハプトグロビン	クエン酸Na　下降傾向
セルロプラスミン	クエン酸Na　下降傾向
トランスフェリン	ヘパリン, クエン酸Na　下降傾向
β2マイクログロブリン	クエン酸Na　下降傾向
シスタチンC	フッ化Na, クエン酸Na　下降傾向
4型コラーゲン	血清以外不可
4型コラーゲン・7S	EDTA塩採血　下降傾向
シアル化糖鎖抗原(KL-6)	フッ化Na　下降傾向
Ⅰ型コラーゲンC末端テロペプチド(1CTP)	EDTA2Na　下降傾向
ガストリン放出ペプチド前駆体(ProGRP)	血清　下降傾向
糖鎖抗原125(CA125)	ヘパリン　高値傾向
シフラ	血清以外不可
プロトロンビン(Ⅱ因子)前駆体(PIVKA-Ⅱ)	血清以外不可
ニューロン特異性エノラーゼ(NSE)	血清以外不可
甲状腺刺激ホルモンレセプター抗体(TRAb)	血清以外不可

［荒木秀夫］

6.7.6 輸血・移植検査

Q 血液型検体と交差適合試験用検体を同時採血してはいけないのはなぜですか？[6,7]

A ABO血液型検査は，輸血において最も重要な検査である．ABO不適合輸血は，患者に重篤な副作用をもたらすため，原則ABO同型の輸血を実施する．患者のABO血液型は，異なる時期の新しい検体で2回検査を行い，同一の結果が得られた場合に確定する．1回の採血でABO血液型を確定すると，採血時や検査時の人為的エラーなどにより，ABO不適合輸血につながることがある．輸血を実施する場合は，血液型検体と交差適合試験用検体を異なる時期に採血し，それぞれの検体で血液型検査を実施する．

Q 交差適合試験用検体の採血タイミングはどうしますか？[7,8]

A 不規則抗体は，輸血や妊娠などにより産生される．不規則抗体が産生されるまでの期間は，個体差があり予測できない．よって，3カ月以内の輸血歴・妊娠歴の有無により，交差適合試験用検体の採血タイミングは異なる．交差適合試験用検体の採血タイミングを図6.7.4に示す．3カ月以内に輸血歴・妊娠歴がない場合は，輸血予定日より1週間以内とする．3カ月以内に輸血歴・妊娠歴がある場合は，不規則抗体の産生を考慮し，輸血予定日より3日以内とする．また，一連の輸血に際しては，3日ごとに採取した検体を用いて検査する．

■ 6章　検体採取 Q&A

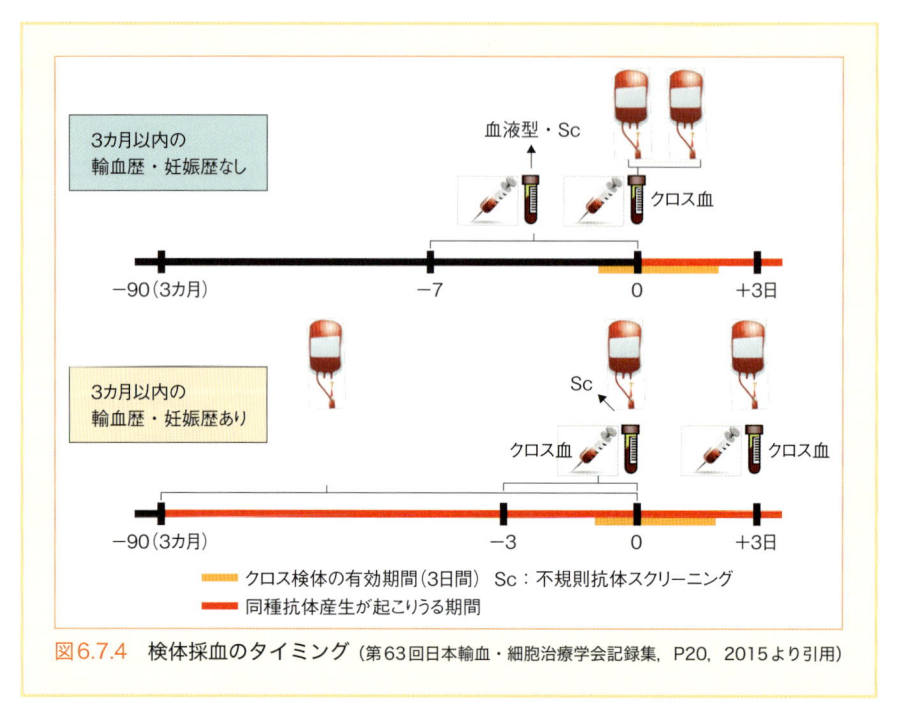

図中ラベル：
- 3カ月以内の輸血歴・妊娠歴なし
- 血液型・Sc
- クロス血
- −90（3カ月）　−7　0　+3日
- 3カ月以内の輸血歴・妊娠歴あり
- Sc
- クロス血
- クロス血
- −90（3カ月）　−3　0　+3日
- クロス検体の有効期間（3日間）　Sc：不規則抗体スクリーニング
- 同種抗体産生が起こりうる期間

図6.7.4　検体採血のタイミング（第63回日本輸血・細胞治療学会記録集，P20，2015より引用）

［奥田　誠］

6.7.7　採血時間

Q　採血時間の制限がある検査と注意事項は？

A　食事による影響，投薬後の禁忌項目および生理的変動があり，日内変動が大きな項目に関しては，採血時間を考慮して採血を実施し，測定結果の判断についても採血時間による影響の有無を考慮する必要がある[4]。採血時間を考慮する必要がある項目一覧を表6.7.6に示す。

　血小板凝集能検査では，食事の影響による試料の濁りが測定に影

響を及ぼすため食前の採血が望まれる。また、血小板の機能を測定するため採血後2時間以内に測定が完了することが求められている。

表6.7.6にまとめた内容において、日内変動が項目により異なるホルモン以外は、早朝空腹時の採血を実施すれば問題がないと思われる。また、基準範囲を設定する際に、基本となる採血は早朝空腹時の採血で集計し求められているため、一般的な検査で基準範囲と比較する場合、早朝空腹時採血が望ましいことになる。

表6.7.6　採血時間を考慮すべき検査項目とその内容

検査項目名	採血時間考慮内容
血小板凝集能	食後に採血しない（血小板の濁りの程度を比較するため、食後の乳びを避ける）
凝固検査	ヘパリン、ウロキナーゼ投与直後に採血は実施しない
ケトン体分画〈静脈血〉	早朝空腹時採血（静脈）
ケトン体分画〈動脈血〉	食事1時間後またはブドウ糖投与後（血中グルコース120～200mg/dL）採血
中性脂肪（TG）	10時間以上絶食後、採血する
総コレステロール（TC）	10時間以上絶食後、採血する
遊離脂肪酸（NEFA）	運動により高値となる
リポ蛋白分画	食事による影響が大きいため早朝空腹時採血を厳守する
リパーゼ〈血清〉	食事による影響が大きいため早朝空腹時採血を厳守する
亜鉛（Zn）〈血清〉	基準値は朝食前の採血により得られたデータである。食物の摂取により血中濃度が低下するため、朝食前の午前中に採血を行う
オキシトシン	食後1時間以上経過後採血
血漿レニン活性（PRA）	採血時刻、安静度、体位によって測定値に差が出るため、早朝空腹時30分間安静後の採血をお勧めする
レニン濃度（PRC）	採血時刻、安静度、体位によって測定値に差が出るため、早朝空腹時30分間安静後の採血をお勧めする
アルドステロン〈血漿〉	採血時刻、安静度、体位によって測定値に差が出るため、早朝空腹時30分間安静後の採血をお勧めする
テストステロン	午前中（9～12時）に採血する
TSH	夜間高値
T4	夜間低値
プロラクチン	5～7時に高値、10～12時に低値
コルチゾール・ACTH	日内変動あり
プロラクチン、hGH	睡眠時に上昇する

表6.7.6　採血時間を考慮すべき検査項目とその内容

検査項目名	採血時間考慮内容
PSA	自転車を使用しての通院などで前立腺を刺激し高値化する
CEA	夏季に高値を示す。気温上昇に伴う週間平均気温の上昇が，肝臓などの臓器機能に影響するとともに，CEAの産生・分泌，およびその後の代謝に影響を及ぼした可能性が示唆される

6.7.8　採血時の注意

Q 採血時に確認と注意が必要な検査項目は？

A 　非常に多くの検査項目の採血が実施されているため，採血時に確認と注意が必要な検査項目は多岐にわたる。採血実施時の採血管の選択順序は，「標準採血法ガイドライン」を遵守し，実施することが望ましい[9]。採血時に注意と確認が必要な検査項目について表6.7.7に示す。
　すべての注意事項を記憶して漏れなく対応することは困難である。保険収載されている項目に関しては，システムからバーコードラベルを出力する運用となっている施設が多いと思われるため，バーコードラベルに確認事項を印字して注意を促すことが重要である。また，少しでも疑問に感じた場合は，採血および検査項目に精通したスタッフに聞くことでミスを未然に防ぐことが可能となる。われわれ採血業務に携わるものとして，正確な検査データを提供する使命を帯びているため，検査値へ影響を与える内容について，日々最新の情報入手に取り組むことも重要と思われる。

表6.7.7 採血時に確認と注意が必要な検査項目と注意事項

検査項目名	採血時の注意事項
血算・APTT	血小板の凝集，APTTの短縮は，採血困難事例であれば採り直しを実施する
凝固検査	遠心後の血漿の血小板数が$10 \times 10^3/\mu L$以下であることを確認することが望ましい
血液培養	アルコール消毒だけで実施しない
鉄・亜鉛・銅・カルシウム	CT，MRIの造影剤の影響あり
インスリン	溶血検体不可
MMP-3	分離剤入り真空採血管，凝固促進剤入り採血管を使用する際，採血管規定量より採血量が少ない場合は測定値が低下する可能性がある
血中アンモニア	採血後冷蔵保存
乳酸・ピルビン酸	0.8N過塩素酸と血液を等量混合し，十分撹拌し3,000rpm（約1500g），5分間遠心後，その上清液を提出する
エタノール	採血にあたってエタノール消毒を行う場合，血液中への混入がないよう注意する（エタノール乾燥後に採血，あるいは他の消毒薬を使用）
アセトン	分離剤入り容器は使用しない
血中薬物濃度	血清での受託も可能だが分離剤入り採血管を使用しない。測定値が分離剤の影響を受ける場合がある
副甲状腺ホルモンintact（PTH-intact）	主に皮疹の治療に用いられる薬剤の「ビオチン」で負誤差を生ずる可能性があるので，投与後は8時間以上空けて採血する
エンドトキシン定量	検体はエンドトキシンフリーの専用容器にて無菌的に採取する
β-D-グルカン	検体はエンドトキシンフリーの専用容器にて無菌的に採取する
プレセプシン	専用検体として提出する（同一検体での他項目との重複依頼は避ける）
高感度免疫測定項目	採血時の採血管混和不足（混和なし）によるマイクロフィブリンの影響による偽陽性が発生し，とくに高速凝固促進タイプの採血管では，混和のタイミングが遅れると，管壁付近の血液が急速に凝固塊を形成するので，薬剤（トロンビン，シリカ粒子など）が血液全体に行き渡らず，凝固不良になることがある
心筋トロポニンT	ヘモグロビン濃度が0.1g/dLを超える溶血検体では，測定値が低下傾向となる。ビオチンを投与している患者（1日の投与量5g以上）からの採血は，投与後少なくとも8時間以上経過してから実施する
薬剤によるリンパ球幼若化試験（リンパ球分離培養法）（LST）	リンパ球数（WBC×リンパ球％）が$1 \times 10^3/\mu L$以下の場合，採血量を増やす必要がある

6章 検体採取Q&A

表6.7.7 採血時に確認と注意が必要な検査項目と注意事項

検査項目名	採血時の注意事項
LE細胞（LE現象）	採血後，37℃または常温保存にて提出する。血清分離剤入り容器は不可
トロンビン・アンチトロンビン複合体（TAT）	採血方法の不適により異常高値を示すことがある。組織液の混入を避ける
β-トロンボグロブリン（β-TG）	専用容器（テオフィリン，アデノシン，ジピリダモール，他入り）を準備する。なお，ジピリダモールは蛍光灯に48時間晒されると不活性化するため，使用時までは遮光保存を行う。21G注射針によるシリンジ採血を実施し，駆血帯をせず採血後は針を外し，採血管の蓋を開けて管壁に沿って丁寧に分注する
血小板第4因子（PF-4）	
トランスフォーミング増殖因子-β1（TGF-β1）	
血小板表面IgG（PA-IgG）	血小板数が$10\sim30\times10^3/\mu L$の場合は，2倍量の血液を採取する（専用採血管2本使用）
アミノインデックス	採血後，直ちに氷冷保存（凍結不可）
クリオグロブリン定性	採血時より血清分離まで37℃の状態，血清分離後冷蔵保存

6.7.9　採血後の検体保管

Q 採血後の保存条件を遵守する検査項目と内容は？

A　採血後の検体の保管に関して，室温，冷蔵，凍結と検査項目により保存条件が異なる。施設内で直ちに検査を実施できない場合を想定した遵守すべき検査項目の一覧を表6.7.8に示す。
　ビタミン類は光が当たることで分解されてしまうため遮光保存を実施し，血球を用いる項目では，凍結による血球の破壊が検査不可となることがあるため，検査項目の目的を理解して適切な保管を実施することが重要である[10]。検体検査の正確な結果報告に向けて検体保管が適切でないため検査結果が提供できない事例をなくす必要がある。検体到着確認後に分注ラベルを出力する設定を実施し，ラベルの印字内容を確認することで間違いのない対応が可能になると

思われる。測定する検査項目についてその目的とする成分が安定なのか不安定なのかで検体の保存条件が変わってくるため，測定する成分に関しての理解を深めることも重要である。

表6.7.8 採血後の保存条件を遵守する検査項目と内容

検査項目名	保存方法
白血球数（WBC）	冷蔵（凍結不可）
赤血球数（RBC）	冷蔵（凍結不可）
ヘモグロビン（Hb）	冷蔵（凍結不可）
ヘマトクリット（Ht）	冷蔵（凍結不可）
血小板数（PLT）	冷蔵（凍結不可）
平均赤血球容積（MCV）	冷蔵（凍結不可）
平均赤血球血色素量（MCH）	冷蔵（凍結不可）
平均赤血球血色素濃度（MCHC）	冷蔵（凍結不可）
網赤血球数（RET）	冷蔵（凍結不可）
好酸球数	冷蔵（凍結不可）
白血球像	冷蔵（凍結不可）
赤血球像	冷蔵（凍結不可）
血小板凝集能	PRPは，長時間放置不可。冷蔵・凍結不可。
凝固検査	項目により異なるが，原則室温保存
アンモニア	測定まで冷蔵
グルコース（GLU）	冷蔵（凍結不可）
HbA1c（NGSP）	冷蔵（凍結不可）
ヘモグロビンF（HbF）	冷蔵（凍結不可）
ケトン体分画〈静脈血〉	凍結（－70℃以下）
ケトン体分画〈動脈血〉	凍結（－70℃以下）
リポ蛋白分画	冷蔵（凍結不可）
リポ蛋白分画精密測定	冷蔵（凍結不可）
RLP-コレステロール	冷蔵（凍結不可）
β-カロチン	凍結＋遮光
ビタミンA	凍結＋遮光
ビタミンB1（サイアミン）	凍結＋遮光
ビタミンB2（リボフラビン）	凍結＋遮光
ビタミンB6	凍結＋遮光
ビタミンC（アスコルビン酸）	凍結（－70℃以下）＋遮光
ビタミンE（トコフェロール）	凍結＋遮光
コプロポルフィリン定量	冷蔵（凍結不可）＋遮光
赤血球プロトポルフィリン	凍結＋遮光
ICG	冷蔵＋遮光
グルコース負荷試験	冷蔵（凍結不可）
6-チオグアニンヌクレオチド（6-TGN）	冷蔵（凍結不可）
レニン濃度（PRC）	凍結（－20℃以下）

6章 検体採取 Q&A

表6.7.8 採血後の保存条件を遵守する検査項目と内容

検査項目名	保存方法
B型肝炎ウイルスコア関連抗原（HBcrAg）	凍結（−20℃以下）
HBV-DNA定量	凍結（−20℃以下）
HCV-RNA定量	凍結（−20℃以下）
HCVサブタイプ系統解析	凍結（−20℃以下）
HCV薬剤耐性変異解析（NS5A/L31, Y93）	凍結（−20℃以下）
HIV-ジェノタイプ薬剤耐性検査	凍結（−20℃以下）
サイトメガロウイルス抗原	冷蔵（凍結不可）
単純ヘルペスウイルス（HSV）-DNA定量	凍結（−20℃以下）
水痘・帯状ヘルペスウイルス（VZV）-DNA定量	凍結（−20℃以下）
サイトメガロウイルス（CMV）-DNA定量	凍結（−20℃以下）
EBウイルス（EBV）-DNA定量	凍結（−20℃以下）
ヒトヘルペスウイルス6型（HHV6）-DNA定量	凍結（−20℃以下）
ヒトヘルペスウイルス7型（HHV7）-DNA定量	凍結（−20℃以下）
ヒトヘルペスウイルス8型（HHV8）-DNA定量	凍結（−20℃以下）
ヘルペスウイルス-DNA定量セット	凍結（−20℃以下）
エンテロウイルス／ライノウイルス-RNA同定	凍結（−20℃以下）
エンテロウイルス／ライノウイルス-遺伝子系統解析	凍結（−20℃以下）
パルボウイルスB19-DNA同定	凍結（−20℃以下）
エンドトキシン定量	冷蔵（凍結不可）
β-D-グルカン	冷蔵（凍結不可）
アミロイドβ（1-40）	凍結（−20℃以下）
アミロイドβ（1-42）	凍結（−20℃以下）
血清補体価（CH50）	凍結（−20℃以下）
免疫複合体（イムノコンプレックス）	凍結（−20℃以下）
ABO式血液型	冷蔵（凍結不可）
Rho（D）因子（Rh（D）血液型）	冷蔵（凍結不可）
Rh-Hr式血液型	冷蔵（凍結不可）
マラリア原虫	冷蔵（凍結不可）
寒冷凝集反応	採血後速やかに血清遠心　血清分離までは37℃保存
T-SPOT	室温保存　24時間以内測定
抗血小板抗体	採血後室温で静置し完全に血餅凝固後血清分離
PAIgG	冷蔵保存（凍結不可）
HIT抗体	採血後速やかに血漿分離
クリオグロブリン定性	採血時より血清分離まで37℃の状態　血清分離後冷蔵保存
葉酸・ビタミンB12	遮光

表6.7.8 採血後の保存条件を遵守する検査項目と内容

検査項目名	保存方法
BNP	容器に傷があると吸着して低値化するため再生カップなどは使用不可
シフラ	衝撃に弱く低値化する。コントロールやキャリブレーターも同様

［荒木秀夫］

6.7.10 採血管の種類と採血の順番

Q 検査項目に応じた採血管の種類と特徴は？

A 検査用の採血には，検査の目的（検査項目）によって，主に表6.7.9に示す特徴をもった採血管が使用されている。ほかにも検査の目的に応じて，ヘパリン，EDTA2Naなどの抗凝固剤が添加された採血管がある。

表6.7.9 採血管の種類と特徴

採血管	主な検査項目	採血管の特徴
血清分離	臨床化学検査，臨床免疫検査（TP，UN，CRE，AST，ALT，LD，CK，腫瘍マーカ，感染症項目）	検査時間を短縮するため，凝固促進剤（トロンビン）が管壁に塗布してあるものが多い
血糖検査	GLU，HbA1c	解糖系を停止するためにFNaと抗凝固剤EDTA2Naが塗布してある
凝固検査	PT，APTT，Fib	3.2%クエン酸Naの水溶液を含む
血液検査	Hb，Plt，Ht，WBC，RBC	抗凝固剤EDTA2Kの顆粒を含む

6章　検体採取Q&A

Q 採血管の種類により採血の順番を守る理由は？

A　採血管に含まれている抗凝固剤などが，次の採血管の検体に影響しないように採血を行う必要がある。たとえば，血清分離用採血に塗布してあるトロンビンは凝固検査に影響を与え，EDTAなどはMg，Caをキレートするために，電解質やALPなどの臨床化学検査に影響を与える。また，FNaは血球を萎縮させてHtを低下させる。さらに，以下のような採血手技により検査値に影響を与えることや検査ができなくなることがある。

①駆血帯で腕を強く縛る，手を強く握る，手を握ったり，開いたりの運動をくりかえす（クレンチング）ことで，筋肉からKが流失するために採血した最初の5mLぐらいはKが高値になる。

②穿刺により組織液が血液に混入して，凝固検査に影響を与える場合がある。とくに注射針がスムーズに血管に入らない場合に起こりやすい。

③翼状針などの採血器具には，デッドボリューム（約500μL）がある。

他に採血時に注意すべきこととして，以下があげられる。
①規定の採血量を厳守しないと検査できない項目（採血管）
②抗凝固剤との混和が不十分で，凝固して検査できなくなる項目（採血管）

　標準採血法ガイドラインに記載された真空採血管の採血順番や注射器採血の分注順序は，これらを考慮して作成されたものである。最近では安全装置およびホルダー付翼状針器具による採血が増加しており，真空採血管の底部を下にして採血が可能となり，採血管内の抗凝固剤などが次の採血管に混ざることは非常に稀と考えられる。したがって，翼状針のデッドボリューム（約500μL）程度では量不足が起きにくい血清分離用採血管を最初に採血して，次に量不足や凝固すると検査できない凝固検査や血沈の採血を行い，次に血算，血糖の採血を行うようになった。注射筒採血では，凝固や規定

> 量の採血が必要な凝固，血算から分注して，最後に血清分離用採血管に分注する。

［曽根伸治］

参考文献

1) 第11回関東甲信地区臨床化学検査研究会資料集，関東甲信地区臨床衛生検査技師会，2004.
2) 第12回関東甲信地区臨床化学検査研究会資料集，関東甲信地区臨床衛生検査技師会，2005.
3) 白井秀明：ProGRP測定におけるPre Analytical Phaseの設定，JJCLA，2012；37：47-52.
4) ProGRP研究会：proGRPの基準値及びカットオフ値に関する情報提供
5) 濱崎直孝，高木 康（編集）：臨床検査の正しい仕方─検体採取から測定まで─，宇宙堂八木書店，東京，2008.
6) 日本輸血・細胞治療学会：赤血球型検査（赤血球系検査）ガイドライン（改訂版），2014.
7) 厚生労働省医薬食品局血液対策課：「輸血療法の実施に関する指針」（平成24年3月一部改正），2005.
8) 第63回総会　輸血検査技師リフレッシャーコース記録集　日本輸血・細胞治療学会，2015.
9) 日本臨床検査標準協議会：標準採血法ガイドライン第2版（GP4-A2），学術広告社，東京，2011.
10) 清宮正徳，野村文夫：採血から測定までのアーチファクト，Medeical Technology 2010；38(1)，21-26.

索 引

●英数字

american society for microbiology（ASM）……22

black dot ringworm……47
Burkholderia cepacia……7

Campylobacter……149
Candida……49, 56
Coagulase Negative Staphylococci（CNS）……68
Coccidioides immitis……61

EDTA依存性偽性血小板減少……189
Entamoeba histolytica……8, 139, 149, 166
Escherichia coli……58, 149

Giemsa染色……78

Haemophilus spp.……24

infectious diseases society of america（IDSA）……22

keratinophilic fungi……39

Legionella pneumophila……66

Malassezia……51, 57
Methicillin-resistant *Staphylococcus aureus*（MRSA）……5, 21, 87, 152
microscopist……31

Microsporum canis……40
Multi Drug-resistant *Pseudomonas aeruginosa*（MDRP）……6
muriform cell……52
Mycobacterium leprae……71
Mycobacterium tuberculosis……6
Mycoplasma……66

Neisseria gonorrhoeae……8, 24, 155
Neisseria meningitidis……8, 24

Papanicolau染色……78

Rickettsia……66
RSウイルス……10, 20, 25

sclerotic cell……52
Serratia marcescens……7
Spirillum……66
Streptococcus pneumoniae……24
Streptococcus pyogenes……10, 21, 65

Trichophyton rubrum……40
Trichophyton tonsurans……47
Trichophyton violaceum……47

Vibrio cholerae……139
Vibrio parahaemolyticus……139

●あ

足白癬……41
アタマジラミ……80
アデノウイルス……10, 20, 25

204

索 引

アポクリン汗腺……32

異型白癬……41
医師及び医療関係職と事務職員等との間等での役割分担の推進について……3
イムノクロマト法……26
咽頭口腔部……13
咽頭後頭部……14
咽頭鼻部……13
インフルエンザ……10, 20, 25

ウイルス感染細胞……77
生毛部白癬……40

衛星病巣……50
エクリン汗腺……32
エルゴステロール……34
遠位・側縁爪甲下爪真菌症……44
塩化ベンザルコニウム……7

● か
外肛門括約筋……135
疥癬……81
角化型疥癬……82
角質層……35
角質増殖型足白癬……42
下直腸動脈……137
顆粒層……34
カンジダ性爪真菌症……44
患者確認……98
感染症診断のための微生物検査利用ガイドライン……22
感染症法……150
基底層……34
凝固検査……190
近位爪甲下爪真菌症……44

駆血帯……101
グラム染色の基本手順……66
グルコン酸クロルヘキシジン……7
グルタメートデヒドロゲナーゼ……158
クロストリジウム・ディフィシル下痢症……6
クロモ（ブラスト）ミコーシス……53

ケジラミ……80
血管迷走神経反応……118
血小板凝集能検査……194
ケルスス禿瘡……39, 48
顕微鏡医……30

口蓋……15
交差適合試験……193
抗酸菌染色……73
口唇……14
硬性下疳……69
好中球アルカリホスファターゼ……188
肛門管の解剖……135
黒色真菌感染症……52
コクシジオイデス症……61
黒色癜風……51
個人防護具……86, 181
骨髄標本作製……172
骨盤臓器の側面像……143
コロナウイルス……151
コロモジラミ……80

● さ
採血管の種類と特徴……201
採血室の患者誘導……96
採血の説明……97
サイトクイック染色……78
サブローデキストロース寒天培地……60

趾間型足白癬……42

205

索 引

止血処置……109
自己血糖測定……126
尺側皮静脈……94
重層扁平上皮……33
小水疱型足白癬……41
上直腸動脈……137
静脈の走行……94
褥瘡……63
シリンジ採血……91
真菌培養……39
真空採血管用穿刺針……90
神経損傷防止……116
深在性白癬……39
新生児の血管……128
新生児マススクリーニング検査……132
真皮……32

水痘・帯状疱疹ウイルス……77
水疱からの細胞採取……76
スタンダードプリコーション……5,153

舌圧子……19
セロハンテープ法……38
全異栄養性爪真菌症……44
仙骨部褥瘡……63
浅在性白癬……39

爪囲炎……64
爪甲……36
爪根……36
爪白癬……44
爪半月……36
爪母基……36

● た
大腸の解剖……134
単純ヘルペスウイルス感染症……6
淡明層……35

地域における医療及び介護の総合的な確保を推進するための関係法律の整備等に関する法律……2
注意すべき穿刺部位……111
肘正中皮静脈……94
中直腸動脈……137
腸管感染症……155
腸穿孔防止……144
直腸スワブ……140
直腸の側面像……134

ツァンクテスト……31

手白癬……43
伝染性膿痂疹……63
癜風……51

透析シャント……114
橈側皮静脈……94
頭部白癬……47

● な
内肛門括約筋……135
尿検体採取法……167
尿沈渣検査……164
尿臨床化学検査……163

粘膜カンジダ症……50

脳室ドレナージ……170

● は
バイオハザード容器……108
梅毒トレポネーマ……70
白色癜風……51
発色酵素基質培地……60

皮下組織……32
鼻腔外側壁……11
鼻腔吸引器……18
鼻甲介……11
粃糠様落屑……40
鼻出血……18
ヒゼンダニ……80
鼻中隔……12
鼻中隔彎曲症……18
皮膚カンジダ症……50
皮膚糸状菌……39,56
皮膚スメア検査……72
表在性白色爪真菌症……44
表皮……32

ファゴゾーム……71
フェオヒフォミコーシス……53
フロックスワブ……22
フロックスワブ……148

ヘアブラシ法……48
米国感染症学会……22
米国微生物学会……22
閉鎖病巣……64
扁桃……15
扁平コンジローマ……70

ポテトデキストロース寒天培地……60
ポピドンヨード……7
ホルダー一体型翼状針……90
ホルダー一体型直針……105

● ま

マラセチア感染症……51
マラセチア毛包炎……52

ムンプス……87

● や

薬剤感受性検査……60,68

有棘層……34

腰椎穿刺……169
溶連菌感染症……10,26

● ら

両面テープ法……38
リンパ流鬱滞……113

JAMT技術教本シリーズ
検体採取者のためのハンドブック

定価　本体2,300円（税別）

2016年 3月16日　発　行
2019年 4月20日　第2刷発行
2020年 5月31日　第3刷発行
2022年 4月15日　第4刷発行
2023年 4月30日　第5刷発行

監　修　一般社団法人　日本臨床衛生検査技師会
発行人　武田　信
発行所　株式会社　じほう
　　　　101-8421　東京都千代田区神田猿楽町1-5-15（猿楽町SSビル）
　　　　振替　00190-0-900481
　　　　＜大阪支局＞
　　　　541-0044　大阪市中央区伏見町2-1-1（三井住友銀行高麗橋ビル）
　　　　お問い合わせ　https://www.jiho.co.jp/contact/

©一般社団法人　日本臨床衛生検査技師会，2016

Printed in Japan　　組版　(有)アロンデザイン　　印刷　シナノ印刷(株)

本書の複写にかかる複製，上映，譲渡，公衆送信（送信可能化を含む）の各権利は株式会社じほうが管理の委託を受けています。

|JCOPY| ＜出版者著作権管理機構　委託出版物＞
本書の無断複製は著作権法上での例外を除き禁じられています。
複製される場合は，そのつど事前に，出版者著作権管理機構（電話 03-5244-5088，FAX 03-5244-5089，e-mail：info@jcopy.or.jp）の許諾を得てください。

万一落丁，乱丁の場合は，お取替えいたします。
ISBN 978-4-8407-4826-1